Sushil Kumar Singh
Reena R.Kumar

Marcadores inflamatórios na OTM

Sushil Kumar Singh
Reena R.Kumar

Marcadores inflamatórios na OTM

ScienciaScripts

Imprint

Any brand names and product names mentioned in this book are subject to trademark, brand or patent protection and are trademarks or registered trademarks of their respective holders. The use of brand names, product names, common names, trade names, product descriptions etc. even without a particular marking in this work is in no way to be construed to mean that such names may be regarded as unrestricted in respect of trademark and brand protection legislation and could thus be used by anyone.

Cover image: www.ingimage.com

This book is a translation from the original published under ISBN 978-3-330-33082-5.

Publisher:
Sciencia Scripts
is a trademark of
Dodo Books Indian Ocean Ltd. and OmniScriptum S.R.L publishing group

120 High Road, East Finchley, London, N2 9ED, United Kingdom
Str. Armeneasca 28/1, office 1, Chisinau MD-2012, Republic of Moldova, Europe
Printed at: see last page
ISBN: 978-620-8-09663-2

MARCADOR DE INFLAMAÇÃO EM OTM

Autores

Dr. Sushil Kumar Singh

ÍNDICE DE CONTEÚDOS

SR. NR.	TÓPICO	Página n
1.	INTRODUÇÃO	3
2.	REVISÃO DA LITERATURA	5
3.	DISCUSSÃO	41
4.	RESUMO E CONCLUSÕES	56
5.	BIBLIOGRAFIA	57

INTRODUÇÃO

É um facto bem documentado que o movimento dentário ortodôntico (OTM) é um fenómeno do ligamento periodontal. As forças ortodônticas são geradas por fios ortodônticos, braquetes, molas e outros acessórios. Essas forças são transmitidas às células do ligamento periodontal (LPD), nervos, vasos sanguíneos, fibras do LPD e componentes extracelulares, que, por sua vez, causam remodelação estrutural do osso alveolar, levando à remodelação alveolar e resultando em OTM. Clinicamente, o OTM é descrito como um movimento rápido ou lento, com base nas forças ortodônticas, que podem ser classificadas como pesadas ou leves. É por isso que o conceito de valores óptimos de força ortodôntica entra em jogo, permitindo a obtenção dos melhores resultados histológicos e clínicos. [12] A força ortodôntica ideal, definida por Oppenheim (1911) e Schwarz (1932), resulta numa alteração da pressão tecidual que se aproxima da pressão sanguínea capilar, provocando reabsorção frontal e impedindo a oclusão dos vasos, evitando assim grandes áreas de necrose. [12]Oppenheim e Schwarz propuseram a hipótese de que um dente se move no espaço periodontal criando um "lado de pressão" e um "lado de tensão". [3] Baumrind (1969) verificou a validade da hipótese da pressão-tensão, apontou um erro concetual e propôs uma hipótese alternativa conhecida como a "teoria da flexão óssea".

Os clínicos ortodônticos e os pacientes vêem e apreciam a correção da má oclusão causada pelo movimento dentário sob o efeito das forças ortodônticas exercidas pelos aparelhos. Um olhar microscópico e biológico mais atento a este fenómeno revela alterações celulares e moleculares provocadas por mediadores bioquímicos. Essas moléculas são expressas como uma resposta inflamatória ao trauma tecidual causado pelas forças mecânicas geradas pelos aparelhos ortodônticos. Os tecidos periodontais sofrem alterações macroscópicas e microscópicas significativas devido a alterações nos cinco microelementos: matriz extracelular, membrana celular, citoesqueleto, matriz proteica nuclear e genoma. É por isso que sabemos hoje que uma reação inflamatória é um pré-requisito para o movimento dentário ortodôntico.

A resposta natural do organismo a um ataque inflamatório é a secreção de mediadores inflamatórios. Os mediadores inflamatórios mais conhecidos são a PCR, as interleucinas e a superfamília do fator de necrose tumoral. A PCR foi descrita como o principal marcador de inflamação e é um componente essencial da resposta inflamatória aguda com várias vias de ativação. O TNF a está envolvido no processo de reabsorção óssea, que aumenta localmente a resposta às forças ortodônticas, controlando a osteoclastogénese através da ativação de monócitos e macrófagos no lado da compressão.

As prostaglandinas são autoácidos lipídicos derivados do ácido araquidónico que desempenham funções homeostáticas, estimulando a reabsorção óssea e actuando diretamente nos osteoclastos. As PGs também estimulam a diferenciação das células osteoblásticas e a neoformação óssea, acoplando a reabsorção óssea. A PGE2 é uma das PGs mais produzidas no organismo e, em condições fisiológicas, é um importante mediador de muitas funções biológicas, como a regulação das respostas imunitárias, da pressão arterial, da integridade gastrointestinal e da fertilidade. As citocinas estão envolvidas na iniciação, amplificação, manutenção e terminação de reacções inflamatórias e são classificadas como pró e anti-inflamatórias. Os marcadores pró-inflamatórios incluem o fator de necrose tumoral (TNF-a), a interleucina 1, a interleucina 2 (IL-2), a interleucina 6 (IL-6) e a interleucina 8 (IL-8). As citocinas anti-inflamatórias são as interleucinas 4, 10 e 13. [4]As citocinas estão envolvidas na ativação das células B e estimulam os macrófagos, as células assassinas naturais, a proliferação das células T e a atividade osteoclástica.

O FGC é uma boa ferramenta de diagnóstico para a determinação de vários marcadores de inflamação, tais como prostglandinas, interleucinas, PCR, TNFa, catepsina e MMP, uma vez que pode ser recolhido de forma simples, não invasiva e repetida, sem equipamento especial, uma vez que muitos doentes receiam a recolha invasiva de sangue da veia ulnar.[5]A ênfase crescente na base biológica da OTM está a alargar o conhecimento e a melhorar a compreensão dos efeitos clínicos das forças mecânicas nos tecidos vivos através do estudo da PCR, do TNF e da IL-6 na saúde e na doença.

O objetivo desta tese é esclarecer o papel dos marcadores inflamatórios na movimentação dentária ortodôntica e avaliar métodos para melhorar a OTM através da modulação dos mediadores inflamatórios.

Revisão da literatura

[6]Sandstedt (1904) - **iniciou um** estudo histológico do efeito das forças ortodônticas sobre o osso alveolar e realizou experiências em dentes de cães, relatando que a aplicação de forças fracas e fortes resultava em deposição óssea no lado da tração e reabsorção no lado da compressão do osso alveolar por forças fracas; forças fortes, por outro lado, resultavam em reabsorção minando a parede alveolar.

[7]Storey (1952) - reconheceu quatro zonas de atividade em torno de um dente movido por forças ortodônticas ligeiras - "do lado da pressão, reabsorção e depois deposição; e do lado da tração, deposição e depois reabsorção" - e explicou que, por detrás do osso recém-formado no lado da tração da parede do alvéolo, havia uma zona de reabsorção em que o osso de suporte esponjoso acabava por substituir a lâmina dura, que se reformava gradualmente à medida que seguia o dente em movimento. No lado de pressão do alvéolo, antes da zona de reabsorção, havia uma zona de aposição na qual a lâmina dura se reformava continuamente em frente ao dente que se aproximava.

Klein DC, Raisz LG. [8]*(1970)* - estudaram a reabsorção de osso fetal de rato estimulada por prostaglandinas (PGs) em cultura de tecidos durante 48 a 96 horas. Os efeitos das diferentes PGs foram comparados com a estimulação da reabsorção óssea pela hormona paratiroide (PTH). [8]A PGE1 e a PGE2 causaram um aumento da libertação de cálcio radioativo previamente absorvido para o meio, perdas de cálcio estável e marcado do osso e alterações morfológicas na reabsorção osteoclástica a 10-5-10- M. Os efeitos da PGE1 e da PGE2 foram semelhantes aos da PTH (10-7- 10-8 M), mas em algumas experiências os efeitos das doses máximas de PTH foram maiores após 48 horas. Tal como a PTH, a ação da PGE1 foi inibida pela tirocalcitonina e pelo cortisol. A PGA1 e a PGFI também estimularam a reabsorção óssea, mas apenas em doses mais elevadas (10-5M). Estudos *in* vivo mostraram que a injeção de PGE1 em ratos paratiroidectomizados não aumentou a concentração sérica de cálcio, ao passo que o extrato de hormona paratiroideia (4-40 U/rato) foi eficaz.

[9]Yamasaki K, Miura F, Suda T(*1980)* - estudaram o papel da prostaglandina como mediador da reabsorção óssea desencadeada por movimentos dentários experimentais em ratos. A administração de indometacina inibiu o aparecimento de osteoclastos e a reabsorção óssea desencadeada por movimentos dentários experimentais em ratos. O efeito foi limitado aos grupos injetados nas 12 horas seguintes ao tratamento. Soluções de prostaglandina E1 ou E2 injetadas na gengiva perto do primeiro molar superior induziram a formação de

osteoclastos e a reabsorção óssea.

¹⁰Pepys M B, Baltz M L (1983) - Exame das proteínas de fase aguda, com especial atenção à proteína C-reactiva e proteínas relacionadas (pentaxinas) e à proteína amiloide A sérica. A reação de fase aguda das proteínas plasmáticas é uma resposta normal à lesão dos tecidos e um aspeto fundamental de muitos processos patológicos diferentes. Tem uma função positiva líquida na limitação dos danos e na promoção da reparação, mas também pode ter consequências patológicas em determinadas circunstâncias. Níveis elevados e persistentes de proteínas de fase aguda, em particular de SAA, estão associados ao desenvolvimento de amiloidose em alguns indivíduos. Níveis elevados de PCR podem ativar o sistema do complemento, o que contribui para a inflamação e agrava os danos nos tecidos. A SAA é uma proteína polimórfica que normalmente só está presente em quantidades vestigiais, mas durante a fase aguda torna-se uma das principais apolipoproteínas associadas às partículas de lipoproteínas de alta densidade. A função da apoSAA não é conhecida e, para além do seu papel como presumível precursor das fibrilas de amiloide A, tem uma importância fisiológica considerável. A CRP e a SAP têm sido conservadas de forma muito estável ao longo da evolução dos vertebrados, e as proteínas homólogas parecem mesmo estar presentes nos vertebrados. Este facto sugere fortemente que têm funções importantes, mesmo que estas ainda não estejam bem elucidadas. A principal função da PCR poderia ser a de assegurar uma melhor eliminação de substâncias inadequadas do plasma, quer se trate de substâncias extrínsecas, como os microrganismos e os seus produtos, quer de produtos endógenos de lesão e morte celular. A interação entre a PCR agregada e as lipoproteínas de baixa densidade no plasma pode desempenhar um papel importante na função normal da PCR e pode também desempenhar um papel no metabolismo, depuração e deposição das lipoproteínas. A SAP é uma proteína tecidular normal e uma proteína plasmática. A SAP agregada liga-se seletivamente à fibronectina, o que pode representar um aspeto da função normal da SAP. A deposição de SAP em amiloide não é claramente uma função normal, mas não se sabe se esta deposição está envolvida na patogénese da amiloide ou se é simplesmente um epifenómeno. Em todos os casos, a coloração imuno-histoquímica é útil para a SAP no diagnóstico da amiloide, no estudo da glomerulonefrite e no estudo das doenças do tecido elástico. Independentemente das suas funções fisiológicas ou fisiopatológicas, a determinação da PCR no soro é uma ajuda valiosa para a gestão clínica em diferentes situações e para diferentes doenças, desde que os resultados sejam interpretados à luz de informações clínicas completas.

¹¹Yamasaki K, Shibata Y, Imai S, Tani Y, Shibasaki Y, Fukuhara T (1984) - estudaram o uso clínico da prostaglandina E1 (PGE1) na movimentação dentária ortodôntica. A prostaglandina E1 (PGE1), fabricada quimicamente, foi administrada em casos clínicos de movimentação dentária ortodôntica. Na primeira fase, molas de arco lingual foram colocadas em ambos os lados da mandíbula superior nos primeiros pré-molares superiores a serem extraídos. Um lado recebeu injecções submucosas de PGE1 e o outro uma injeção veicular. A taxa de movimento dos dentes na direção vestibular duplicou aproximadamente no lado que recebeu várias injecções de PGE1 em comparação com o lado de controlo. Na segunda fase, foram administradas injecções de PGE1 em casos de retração de caninos até 3 semanas em casos de extração de primeiros pré-molares. A taxa de deslocamento distal do canino foi quase duas vezes maior no lado que recebeu as injecções de PGE1 do que no lado que recebeu o veículo. Na terceira fase, as injecções de PGE1 foram administradas durante a retração de rotina dos caninos durante a extração do primeiro pré-molar. A taxa de deslocamento distal dos caninos foi quase 1,6 vezes maior no lado da injeção de PGE1 do que no lado da injeção do veículo. Ao longo do estudo, não foram observados efeitos secundários macroscopicamente na gengiva e radiograficamente no osso alveolar, com exceção de uma ligeira reação dolorosa compatível com a movimentação dentária ortodôntica.

[12] ***Chumbley AB, Tuncay (1986) - sugeriram*** as prostaglandinas (PGs) como mediadores da reabsorção óssea. Para além disso, a sua presença foi demonstrada nos tecidos periodontais. Para caraterizar o envolvimento das PGs no movimento dentário ortodôntico, a indometacina, um fármaco semelhante à aspirina e um potente inibidor da síntese de PGs, foi administrada por via oral a seis gatos de raça mista; outro grupo de seis animais serviu de controlo. Estes animais foram equipados com aparelhos ortodônticos constituídos por molas helicoidais esticadas entre os caninos superiores e inferiores direitos e os terceiros pré-molares. Os dados das medidas de movimentação dentária foram analisados através de uma análise fatorial de variância de medidas repetidas. No final do período de teste de 21 dias, a taxa de movimentação dentária dos animais experimentais era aproximadamente metade da dos animais de controlo (P < 0,01). Os resultados do presente estudo indicam que os PGs desempenham um papel importante na reabsorção óssea durante o tratamento ortodôntico.

[13] ***Rygh P, Bowling K e Hovlandsdal L (1986) -*** verificaram que a ativação do sistema vascular é o principal mediador da remodelação das fibras periodontais durante o movimento dentário ortodôntico. O comportamento e o papel dos vasos sanguíneos e das células sanguíneas no processo de remodelação do ligamento periodontal (PDL) durante os movimentos dentários experimentais foram estudados em ratos. De particular interesse foram as áreas de tensão e pressão com reabsorção óssea frontal, mas sem hialinização evidente.

Nestas situações, foi observado um aumento da atividade vascular. Nas zonas de pressão com reabsorção frontal e nas zonas de tensão associadas à invasão vascular, observou-se uma degradação significativa do colagénio. Nas zonas de tensão, observaram-se dois padrões de remodelação fibrosa e óssea: (1) intensa atividade vascular no interior da membrana periodontal e (2) intensa atividade vascular no interior do osso alveolar. Os macrófagos surgiram todos junto aos vasos sanguíneos, tanto nas zonas de tensão como nas zonas de reabsorção. Trata-se de células multipotentes que têm uma clara influência no processo de remodelação.

[14]***Green DD, Hembry RM, Atkinson SJ, Reynolds JJ e Meikle MC (1990)*** - investigaram os efeitos da deformação mecânica na degradação da matriz em articulações fibrosas. Os implantes de sutura coronal de coelhos neonatais foram sujeitos a carga in vitro durante 24 horas num sistema de modelo de movimento dentário estabelecido. A deformação mecânica da célula desencadeia a síntese de PGE2 a partir dos fosfolípidos da membrana; a subsequente ligação da PGE2 extracelular aos receptores da superfície celular ativa a adenilato ciclase e a via de sinalização do AMPc; este mecanismo permite que a PGE2 active a célula de origem, bem como as células vizinhas, de uma forma autócrina/parácrina, amplificando assim o sinal inicial. No entanto, a deformação mecânica não actua exclusivamente através da síntese de PGs, uma vez que recentemente relatámos que tanto a via de sinalização do AMPc como a do fosfoinositídeo foram activadas em osteoblastos de calvária de rato por stress mecânico intermitente. As PGs parecem ser suficientes para induzir a produção de colagenase por células mecanicamente deformadas, uma vez que a adição de PGE2 exógena estimula a produção de colagenase por osteoblastos em cultura em monocamada. A metaloproteinase colagenase (CL) e o seu inibidor TIMP (Tissue Inhibitor of Metalloproteinases) foram imunolocalizados de duas formas, utilizando uma técnica indireta em duas fases: (1) extracelular por imunoprecipitação no local de secreção e (2) intracelular por incubação dos explantes com o ionóforo monensina. Os imunoprecipitados de CL e TIMP estavam distribuídos por todo o tecido sutural e periosteal de explantes sem stress. Em contraste, nos explantes submetidos a stress, os imunoprecipitados de colagenase estavam principalmente associados a uma área de células arredondadas entre as extremidades ósseas. Nos explantes tratados com monensina, observou-se um aumento significativo do número de células positivas para CL nesta zona celular; a deteção de CL ligada ao colagénio sugeriu a presença de uma enzima ativa.

[15]***Lee W (1990)*** - investigou experimentalmente o efeito da administração de prostaglandinas na movimentação dentária, focando a relação com o método de administração da PGE1

Recentemente, o mecanismo de ação das prostaglandinas na promoção da reabsorção óssea tem sido alvo de grande atenção. As prostaglandinas são utilizadas em Ortodontia para reduzir a duração da movimentação dentária. A EGP foi administrada a ratos localmente (5 mg/kg de 12 em 12 horas) e sistemicamente (7,5 ng/kg/min) para investigar a diferença de eficácia dos dois métodos de administração na aceleração da reabsorção óssea. O método Waldo foi aplicado a 72 ratos Wistar (8 semanas de idade) durante 5 dias para induzir o movimento mesial do primeiro molar. O peso corporal dos ratos foi medido de 12 em 12 horas desde o início da experiência. Foram examinados os tecidos da superfície mesial da raiz mesial e o septo interradicular entre a raiz linguomental e a raiz linguodistal do primeiro molar superior. O lado de pressão da superfície mesial da raiz mesial também foi examinado, bem como o lado de pressão do septo interradicular. Os resultados mostraram que a redução do peso corporal ao longo do ensaio foi maior no grupo de administração local do que no grupo de administração sistémica. Tanto no grupo de PGE1 local como no grupo de PGE1 sistémica, o número de osteoclastos e de lacunas de Howship foi significativamente superior ao dos grupos de controlo. Além disso, a administração sistémica de PGE teve um efeito mais claro na reabsorção óssea do que a administração local.

Saito M, Saito S, Ngan PW, Shanfeld J e Davidovitch Z (1991)[1] - descobriram que a interleucina 1 beta e a prostaglandina E estão envolvidas na resposta das células periodontais ao stress mecânico in vivo e in vitro. As citocinas são mediadores locais libertados pelas células do sistema imunitário em resposta à estimulação de uma grande variedade de substâncias. Estes polipéptidos podem interagir direta ou indiretamente com as células ósseas. Os objectivos deste estudo foram (1) localizar a prostaglandina E (PGE) e a citocina interleucina 1b (IL-1b) no ligamento periodontal após a aplicação de força mecânica aos dentes in vivo e (2) determinar os efeitos do stress mecânico ou da IL-1b (ou ambos combinados) na síntese de PGE e na reabsorção óssea por fibroblastos no ligamento periodontal humano (PDL). Os resultados mostraram que as células do ligamento periodontal respondem ao stress mecânico com um aumento da produção de PGE e que a IL-1b aumenta esta resposta.

[17]***Grieve W, Johnson G, Moore R, Reinhardt R e DuBois L (1994)*** - estudaram a concentração de dois potentes mediadores da reabsorção óssea, a prostaglandina E (PGE) e a interleucina-1b (IL-1b), no fluido gengival canceroso (GCF) durante a movimentação ortodôntica de dentes em humanos. Dez pacientes participaram no estudo, cada um com um dente de tratamento que tinha sido movimentado ortodonticamente e um dente de controlo contralateral. O GCF foi recolhido dos locais de controlo e de tratamento (compressão) antes

da ativação e após 1, 24, 48 e 168 horas. A prevenção da inflamação induzida pela placa bacteriana permitiu que este estudo se centrasse na dinâmica dos níveis de PGE e IL-1b estimulados mecanicamente no FGC. Os níveis de PGE e IL-1b foram determinados utilizando um radioimunoensaio. Após 1 e 24 horas, as concentrações médias de IL-1b no FGC foram significativamente mais elevadas nos dentes tratados (8,9 ± 2,0 e 19,2 ± 6,0 pg, respetivamente) em comparação com os dentes de controlo (2,0 ± 1,1 pg, p = 0,0049, e 2,9 ± 1,0 pg, p = 0,0209, respetivamente). As concentrações de PGE no GCF foram significativamente mais elevadas nos dentes tratados (108,9 ± 11,9 e 97,9 ± 7,3 pg) do que nos dentes de controlo (61,8 ± 7,2 pg, p = 0,0071, e 70,8 ± 7,4 pg, p = 0,0021) após 24 e 48 horas. As concentrações de GCF, PGE e IL-1b mantiveram-se nos seus níveis iniciais ao longo do estudo nos dentes de controlo, enquanto se observaram aumentos significativos nas concentrações de GCF-IL-1b (24 horas) e PGE (24 e 48 horas) ao longo do tempo nos dentes tratados, em comparação com os seus níveis iniciais (p £ 0,05).

[18]***Lowney J, Norton L, Shafer D e Rossomando E. (1995) - mediram*** o Fator Tumor-Nekrose-a (TNF) diretamente no sulco gengival humano antes e depois da aplicação de força ortodôntica. Para a amostragem do TNF no sulco, esferas paramagnéticas revestidas com anticorpos monoclonais para TNF foram introduzidas no sulco gengival de 50 dentes submetidos a movimentação ortodôntica (por dois sistemas de força) em 20 pacientes. A amostragem foi efectuada com um dispositivo magnético permanente concebido para o sulco periodontal. As amostras foram recolhidas antes da aplicação da força (controlos) e num tempo definido após a aplicação da força. A quantidade de TNF imuno-absorvido foi quantificada através de um ensaio imunoquímico. A quantidade de TNF recuperada do sulco gengival após a aplicação da força ortodôntica foi mais do que o dobro. Eles concluíram que a quantidade de TNF paradentário encontrada no sulco gengival humano aumenta durante a movimentação dentária. A fonte poderia ser a gengiva adjacente, mas é mais provável que seja o ligamento periodontal comprimido e o osso em reabsorção adjacente à superfície da raiz.

[19]***Rossi M, Whitcomb S e Lindemann R. (1996***) - foram estudados para determinar se a L-tiroxina (T4) e a tirocalcitonina (TCA) influenciam a produção de monócitos de interleucina-1в (IL-1P) e fator de necrose tumoral-a (TNF-a), e para examinar a produção de IL-Iв e TNF-a em monócitos de um grupo de pacientes ortodônticos com encurtamento radicular extenso. Os monócitos humanos foram incubados durante 24 horas com diferentes concentrações de T4 e TCA, e os níveis de IL-Iв e TNF-a foram medidos por ELISA. A uma concentração de 0,1 µg/ml, o T4 e o TCA induziram significativamente mais IL-1b do que os controlos não

tratados, e o T4 induziu mais IL-1b do que o TCA. Nenhuma das hormonas induziu uma libertação significativa de TNF-a e, inversamente, o TCA teve um efeito inibidor na libertação não estimulada de TNF-a dos monócitos. O TCA também inibiu, mas não inverteu, o efeito ativador do lipopolissacárido na libertação de TNF-a dos monócitos. Concentrações de T4 e TCA de apenas 0,1 pg/ml resultaram em monócitos que libertam quantidades significativas de IL-Ib. A maior concentração de T4 testada (1,0 wg/ml) resultou numa produção de IL-Ib significativamente menor do que as concentrações mais baixas. Os monócitos tratados com T4 e TCA ligaram mais IL-1b marcada do que os controlos não tratados, sugerindo que estas hormonas aumentam a expressão do recetor de IL-Ib. A produção não estimulada e estimulada de IL-Ib e TNF-a por monócitos de pacientes com reabsorção radicular foi ampla, sem diferença significativa entre os valores médios dos grupos com reabsorção e sem reabsorção. Estes dados indicam que os monócitos dos pacientes não diferiram dos monócitos de controlo no que diz respeito a estes parâmetros de citocinas, pelo que os níveis de IL-Ib e TNF-a in vitro não distinguiram os pacientes com reabsorção.

[20]*Uematsu S, Mogi M, Deguchi T (1996)* - *Identificação* e quantificação de várias citocinas no fluido gengival humano (GCF) e estudo das variações dos seus valores durante os movimentos dentários ortodônticos. Doze pacientes (idade média: 14,4 anos) foram utilizados como sujeitos. Um canino superior de cada paciente, submetido a tratamento de deslocamento distal, foi utilizado como dente experimental, enquanto os caninos contralateral e antagonista foram utilizados como controlos. O FGC em torno do dente experimental e dos dois dentes de controlo foi recolhido de cada indivíduo imediatamente antes da ativação e, em seguida, 1, 24 e 168 horas após o início do movimento dentário. Os níveis de citocinas foram determinados por ELISA. As concentrações de interleucina (Π.)-Ib, IL-6, fator de necrose tumoral-a, fator de crescimento epidérmico e Br-microglobulina foram significativamente mais elevadas no grupo experimental do que nos grupos de controlo 24 horas após o início da experiência. Em ambos os grupos de controlo, todas as citocinas permaneceram nos seus níveis iniciais ao longo da experiência. Em contraste com as alterações nas citocinas, a quantidade total de proteínas aumentou progressivamente no GCF, mas não foi observada qualquer diferença significativa entre os grupos de controlo e experimental. Uma vez que todas as citocinas presentes no FGC desempenham um papel importante nos processos de remodelação óssea *in vitro,* os presentes resultados sugerem que as alterações das citocinas no FGC estão relacionadas com o movimento dentário ortodôntico.

[21]Kehoe MJ, Cohen SM, Zarrinnia K, Cowan A (1996) - comparou os efeitos do paracetamol, do ibuprofeno e do misoprostol na síntese de PGE2 e na movimentação dentária ortodôntica. As cobaias foram distribuídas aleatoriamente por um de três grupos de teste ou por um grupo de controlo. Cada grupo recebeu tratamentos de estudo de 12 em 12 horas, enquanto era aplicada uma força ortodôntica nos incisivos superiores. As medidas lineares diretas da separação dos dentes foram registadas nos dias 2, 4, 6, 10 e 11, e o exsudado inflamatório do espaço do ligamento periodontal (PLS) foi extraído e analisado quantitativamente por radioimunologia para a presença de PGE2 nos dias 4 e 9. Comparando a concentração de PGE2 nos extractos das amostras, foi observada uma diferença significativa (P=0,001) entre os grupos de medicamentos. Foi observada uma diferença altamente significativa entre as distâncias médias entre os dentes dos diferentes grupos de medicamentos (P<0,001). No 11º dia, o grupo misoprostol apresentou um espaçamento entre os dentes de 4,49 ± 0,49 mm; o ibuprofeno, 2,56 ± 0,11 mm, e os grupos controle e paracetamol apresentaram níveis semelhantes de espaçamento entre os dentes: 3,31 ± 0,07 mm e 3,31 ± 0,08 mm, respetivamente. Houve uma diferença altamente significativa entre as taxas médias de separação dos dentes entre os diferentes grupos de medicamentos após o dia 8 (P<0,001). Os resultados desse estudo indicam que o paracetamol é o analgésico de escolha para o alívio da dor leve associada ao tratamento ortodôntico.

Ridker PM, Cushman M, Stampfer M J, Tracy R P, Hennekens C H (*1997*)[2] - investigou se a inflamação aumentava o risco de um primeiro evento trombótico e se o tratamento com aspirina reduzia esse risco. A proteína C-reactiva plasmática, um marcador da inflamação sistémica, foi medida em 543 homens aparentemente saudáveis que participaram no Physicians' Health Study e nos quais ocorreu subsequentemente um enfarte do miocárdio, um acidente vascular cerebral ou uma trombose venosa, bem como em 543 participantes no estudo que não tinham comunicado doenças vasculares durante um período de acompanhamento de mais de oito anos. No início do estudo, os indivíduos foram selecionados aleatoriamente para tomar aspirina ou placebo. Os níveis plasmáticos basais de proteína C reactiva eram mais elevados nos homens com enfarte do miocárdio subsequente (1,51 vs. 1,13 mg por litro, P<0,001) ou acidente vascular cerebral isquémico (1,38 vs. 1,13 mg por litro, P=0,02), mas não nos homens com trombose venosa (1,26 vs. 1,13 mg por litro, P=0,34), do que nos homens sem eventos vasculares. Os homens no quartil com os níveis mais elevados de proteína C reactiva tinham três vezes mais risco de enfarte do miocárdio (risco relativo, 2,9; P<0,001) e duas vezes mais risco de acidente vascular cerebral isquémico (risco relativo, 1,9; P=0,02) do que os homens no quartil mais baixo. Os riscos eram estáveis durante longos períodos, não eram modificados pelo tabagismo e eram independentes de outros factores de risco lipídicos e não lipídicos. A utilização de aspirina foi associada a uma redução significativa do risco de enfarte do miocárdio (55,7%, P=0,02) nos homens do quartil mais elevado, mas apenas a uma redução pequena e não significativa nos homens do quartil mais baixo (13,9%, P=0,77).A concentração basal de proteína C-reactiva no plasma prevê o risco de futuro enfarte do miocárdio e acidente vascular cerebral. Além disso, a redução do risco de um primeiro enfarte do miocárdio associada à utilização de aspirina parece estar diretamente relacionada com o nível de proteína C-reactiva, levantando a possibilidade de os medicamentos anti-inflamatórios poderem ter um benefício clínico na prevenção de doenças cardiovasculares.

[23]***King GJ, Latta L, Ruttenberg AO, Keeling SD (1997)*** - recolheram dados histomorfométricos e bioquímicos de tecidos orais previamente submetidos a forças ortodônticas calibradas. Cento e quarenta e quatro ratos Sprague-Dawley machos foram divididos aleatoriamente em dois grupos: Grupo I, aparelhos ortodônticos usados por 16 dias para mover os primeiros molares superiores mesialmente com uma força inicial de 40 g, e Grupo II, tratamento ortodôntico simulado. O movimento dentário foi medido por cefalometria, o turnover ósseo alveolar por histomorfometria e a concentração de fosfatase tecidual por bioquímica. Os molares tratados movimentaram-se mais rapidamente para distal do que os dentes falsos (13,9 versus 5,0 |im/dia). No grupo em que o aparelho foi removido, a reabsorção radicular no lado mesial aumentou 10 vezes (p < 0,0001) e houve um aumento precoce de osteoclastos no lado mesial e osteoblastos no lado distal (p < 0,001), que normalizou após 3 a 5 dias. A fosfatase ácida e alcalina e a fosfatase ácida resistente ao tartarato (TRAP) permaneceram elevadas nos tecidos até 10 dias (p < 0,0001). O movimento dentário ortodôntico é recorrente e a remodelação óssea continua durante vários dias após a remoção do aparelho, de acordo com a direção da carga, o tratamento ortodôntico estimula a reabsorção radicular nos locais que foram submetidos a carga de pressão, sem recuperação detetável, e a reabsorção radicular não aumenta nos locais de tensão.

[24]***Wilke TA, Gubbels S, Schwartz J, Richman JM(1997)*** - estudou a expressão dos receptores do fator de crescimento dos fibroblastos (FGFR1, FGFR2, FGFR3) na cabeça e face em desenvolvimento. Para compreender o papel do FGF in vivo, analisámos a capacidade do mesênquima da cabeça para responder ao FGF através da expressão dos receptores de alta afinidade FGFR1, 2 e 3. As transcrições dos receptores, em particular as dos receptores FGFR2 e FGFR3, foram localizadas em regiões específicas da cabeça. Examinamos as possibilidades de certas combinações recetor-ligando e as possíveis funções destas interações na morfogénese da cabeça, da face e do cérebro. Finalmente, discutimos a

relação entre a expressão do recetor FGF em galinhas e os fenótipos das mutações do recetor FGF em humanos.

Opperman LA, Nolen AA, Ogle RC. (1997) *2* - descobriram que o TGF-beta 1, o TGF-beta 2 e o TGF-beta 3 têm perfis de expressão diferentes durante a formação das suturas cranianas e actuam como centros de crescimento ósseo, mantendo-se eles próprios desarticulados. As suturas fronto-nasais do rato desaparecem no 21º dia de vida (N21), enquanto as suturas coronais não se fundem durante a vida do animal. A presença e a distribuição dos factores de ligação à heparina na dura-máter, que resistem à obliteração óssea, e destes factores nos tecidos semelhantes à calvária, tanto in vivo como in vitro, foram determinadas por análise imunohistoquímica, enquanto a transcrição reversa seguida de reação em cadeia da polimerase (RT/PCR) determinou a presença de transcritos para estes factores no mRNA isolado da dura-máter microdissecada. Os resultados mostraram que a presença de TGF-b1 e TGF-b2 estava associada ao desenvolvimento das suturas coronal e fronto-nasal e que a presença persistente destes factores estava associada à esclerose óssea da sutura fronto-nasal. No entanto, o aumento da imunoreactividade do TGF-b3 foi associado a uma sutura coronal não ossificada. RT/PCR mostrou a presença de transcrições para TGF-b1, b2 e b3 no tecido dural isolado da calvária de ratos. Estes dados suportam a ideia de um papel para o TGF-bs na regulação da morfogénese da sutura craniana e estabelecem o modelo in vitro como um sistema válido para estudar os mecanismos pelos quais os factores de crescimento regulam tanto a morfogénese da sutura como o crescimento ósseo na sutura.

*[26]****Pajkrt D, Manten A, ven der Poll T (1997)*** - investigou a modulação da libertação de citocinas e da função dos neutrófilos pelo fator estimulador de colónias de granulócitos durante a endotoxemia em seres humanos e realizou um estudo aleatório, em dupla ocultação, controlado por placebo, em que dois grupos de oito voluntários saudáveis do sexo masculino foram tratados duas vezes com endotoxina (4 ng/kg), uma vez com placebo e uma vez com fator estimulador de colónias de granulócitos (G-CSF ; 5 pg/kg). No grupo 1, o G-CSF foi administrado por via intravenosa 2 horas antes da exposição à endotoxina; no grupo 2, o G-CSF foi administrado por via subcutânea 24 horas antes da exposição à endotoxina. No grupo 1, o G-CSF aumentou significativamente a libertação de fator de necrose tumoral (TNF-a), interleucina-6 (IL-6), IL-8, antagonista do recetor de IL-1 (IL-1ra) e receptores solúveis de TNF-a. No grupo 2, o G-CSF reduziu significativamente os níveis de IL-8 e diminuiu ligeiramente os níveis de TNF e IL-6. Neste grupo, os receptores de IL-1ra e de TNF solúvel foram aumentados pelo pré-tratamento com G-CSF, e a libertação de receptores de TNF solúvel induzida por lipopolissacárido (LPS) aumentou ainda mais, enquanto os níveis de IL-

1ra induzidos por LPS permaneceram inalterados. Ambos os pré-tratamentos com G-CSF aumentaram a neutrofilia periférica induzida por LPS, a expressão de CD11b, CD18 e CD67 e a libertação de elastase e lactoferrina. Ambos os pré-tratamentos também reduziram a expressão de neutrófilos L-selectina e impediram a acumulação de neutrófilos pulmonares induzida pela endotoxina durante as primeiras duas horas após a exposição à endotoxina. Estes dados sugerem que dois pré-tratamentos diferentes de G-CSF têm efeitos diferentes na libertação de citocinas induzida por LPS, mas efeitos semelhantes na ativação de neutrófilos induzida por LPS e alterações na expressão de moléculas de superfície celular. Independentemente dos efeitos do G-CSF na libertação de citocinas induzida por LPS, o G-CSF bloqueia a acumulação de granulócitos pulmonares induzida por LPS.

[27]*Okada N, Kobayashi M, Mugikura K, Okamatsu Y, Hanazawa S, Kitano S.(1997)* - constatou-se que a produção de interleucina-6 em fibroblastos humanos derivados de tecidos periodontais é regulada de forma diferente por citocinas e por um glucocorticoide. Pensa-se que a interleucina-6 (IL-6) é um importante mediador da defesa do hospedeiro contra a infeção e regula as respostas imunitárias nos tecidos inflamados. As citocinas pró-inflamatórias, incluindo a interleucina (IL)-1 alfa, a IL-1 beta e o fator de necrose tumoral (TNF)-alfa, estimularam a produção de IL-6 no HGF e no HPLF de uma forma dependente do tempo e da dose. Esta produção de IL-6 induzida por IL-1 alfa, IL-1 beta ou TNF alfa foi aumentada, mas a acumulação de AMPc que induziram foi inibida pela adição de indometacina. Este resultado sugere que a prostaglandina E2 endógena (PGE2) inibe parcialmente a produção de IL-6 induzida por IL-1 ou TNF-alfa e que o aumento da produção de IL-6 por IL-1 ou TNF-alfa pode não ser causado pela via de sinalização dependente de AMPc induzida por PGE2 endógena. A dexametasona (DEX), um glucocorticoide que inibe a ativação do fator nuclear kappa B (NF-kappa B), inibiu acentuadamente a produção de IL-6 induzida pela IL-1 (alfa ou beta) ou pelo TNF-alfa, sugerindo que a produção de IL-6 pode ser mediada em parte pelo NF-kappa B. A IL-1 (alfa ou beta) e o TNF-alfa aumentaram sinergicamente a produção de IL-6. A produção de IL-6 em HGF ou HPLF estimulada por IL-1beta foi aumentada pela adição de interferão (IFN)-gama, mas ligeiramente suprimida pela adição de IL-4. A IL-6 endógena aumentou a produção de IL-6 induzida por IL-1 (alfa ou beta) na presença do recetor solúvel de IL-6 (IL-6sR). Consequentemente, nos tecidos periodontais inflamados, os fibroblastos gengivais e os fibroblastos do ligamento periodontal estimulados por citocinas pró-inflamatórias como a IL-1 ou o TNF-alfa podem produzir IL-6, e esta produção pode ser modulada de forma diferente pela PGE2 endógena, IL-6sR, citocinas derivadas de células T como o IFN-gama ou a IL-4 e glucocorticóides.

[28]Macy E M, Hayes TE, Tracy R P(1997) ; - investigaram a variabilidade na medição da proteína C-reactiva em indivíduos saudáveis: efeitos sobre as gamas de referência e aplicações epidemiológicas, e desenvolveram um ELISA reprodutível para a proteína C-reactiva (PCR), calibrado com material de referência da OMS, para o qual os CV intra-ensaio e inter-ensaio foram de 3,0% e 6,0%, respetivamente. A taxa de recuperação analítica foi de 97,9%. A distribuição da PCR numa população de dadores de sangue saudáveis (n = 143) não foi austera, com percentis 2,5, 50 e 97,5 de 0,08, 0,64 e 3,11 mg/L, respetivamente. Não se registaram diferenças entre os sexos e a relação com a idade foi fraca. Num estudo de variabilidade [utilizando o método de Fraser e Harris (Crit Rev Clin Lab Sci 1989;27:409-37)], a variabilidade analítica foi de 5,2%, a variabilidade intra-sujeito, IVC, de 42,2% e a variabilidade entre sujeitos, GVC, de 92,5%. A diferença crítica para valores consecutivos, que é significativa a P < ou = 0,05 (ou seja, a menor alteração percentual que é improvável ser devida à variabilidade analítica ou IVC), foi calculada em 118%, e o índice de individualidade, IVC/CVG, foi de 0,46. Isto indica que a PCR, tal como muitos outros analitos de química clínica, tem uma utilidade limitada na deteção de alterações precoces relacionadas com a doença quando utilizada em combinação com um intervalo de referência saudável. Do ponto de vista da epidemiologia molecular, a utilidade da PCR em estudos longitudinais é apoiada pelo baixo índice de individualidade e pela observação de que (a) as variações a curto prazo foram raras, (b) todos os dados permaneceram dentro do intervalo de referência e (c) a classificação relativa dos indivíduos deteriorou-se apenas moderadamente ao longo de 6 meses.

[29]Sandy JR, Farndale RW e Meikle MC (1998) - destaca os recentes desenvolvimentos na biologia das células ósseas, avalia a investigação anterior e fornece direcções futuras para melhorar a nossa compreensão dos processos que medeiam o movimento dentário ortodôntico. O osteoblasto é considerado uma célula central que controla muitas das respostas do osso à estimulação por hormonas e forças mecânicas. Claramente, nem todas as respostas celulares desencadeadas por tecidos mecanicamente deformados podem ser explicadas pelo paradigma atual, que enfatiza a importância da produção de prostaglandinas e do aumento do AMPc; a mobilização de fosfolípidos membranares que conduzem a fosfatos de inositol oferece uma via alternativa de segundo mensageiro. Com base nas evidências, sugere-se também que as alterações da forma das células produzem uma série de efeitos mediados por proteínas integrais da membrana (integrinas) e pelo citoesqueleto, que podem ser importantes para transformar a deformação mecânica numa resposta biológica significativa.

[30]Hill P A. (1998) - constatou que um aumento notável da investigação no domínio da

biologia óssea nas últimas duas décadas melhorou a nossa compreensão da regulação da remodelação óssea e permitiu-nos definir algumas das questões mais importantes ainda sem resposta. O osso é um tecido dinâmico que está constantemente a ser remodelado, mesmo depois de o crescimento e a formação do esqueleto estarem concluídos. A remodelação óssea é um processo acoplado que envolve a degradação local do osso antigo (reabsorção) e a sua substituição por osso recém-formado. Este processo é complexo e requer uma interação entre diferentes fenótipos celulares, sob o controlo de uma multiplicidade de factores bioquímicos e mecânicos. É provável que a principal razão para esta remodelação seja a capacidade do osso reagir e adaptar-se às tensões mecânicas causadas pelo exercício físico e pela carga mecânica, como acontece durante os movimentos dentários ortodônticos.

[31]*Tzannetou S, Efstratiadis S, Nicolay O, Grbic J, Lamster I.(1998)* - examinou se os mediadores inflamatórios interleucina (IL-Iв) e в-glucuronidase (PG) estavam presentes no fluido gengival cancerígeno (GCF) de 09 crianças submetidas a expansão rápida por sutura palatina e se as suas concentrações se alteravam após a ativação do aparelho e o movimento dos primeiros molares superiores após quatro semanas. O pino de elevação foi ativado duas vezes por dia até que a expansão correspondente fosse alcançada. As amostras de FGC foram recolhidas durante 2 períodos de observação pré-tratamento e 9 períodos de observação pós-tratamento. As amostras foram recolhidas utilizando tiras de papel de filtro e analisadas por ELISA e fluorometria dependente do tempo para IL-Iв e eG, respetivamente. Os valores obtidos durante o período de observação, 2 semanas após a profilaxia periodontal, foram utilizados como valor de referência. Foram utilizados testes t emparelhados para comparar os valores do mediador neste valor inicial com os valores obtidos durante cada uma das observações subsequentes. Os resultados indicam que (1) a eG e a IL-1P estão presentes no FGC de indivíduos jovens e saudáveis, (2) os seus níveis diminuem após um controlo rigoroso da placa bacteriana, (3) as forças ortodônticas causam alterações nos níveis dos mediadores inflamatórios IL-Iв e eG nos tecidos periodontais, que podem ser detectados no FGC. Os níveis elevados de IL-Iв foram detectados mais cedo do que os níveis elevados de eG. Em particular, foram observados níveis elevados de IL-Iв em molares 4 dias após a colocação do separador e 24 horas após a ativação do Hyrax. Em contraste, o eG não aumentou durante este período. Duas semanas após a ativação do dispositivo, o eG aumentou significativamente. A secreção precoce de IL-Iв aumentou significativamente apenas 1 hora após a aplicação de uma força de 100 g. Os resultados deste estudo suportam a hipótese de que um estímulo mecânico provoca uma resposta inflamatória no tecido periodontal, que por sua vez pode despoletar os processos biológicos associados à remodelação óssea.

[32]-*Sandy J. R. (1998)* passou em revista alguns desenvolvimentos no domínio da sinalização celular intracelular e concluiu que a transdução de sinais pode ter lugar através de receptores que são essencialmente canais activados pela interação com um estímulo; os sinais sob a forma de movimentos iónicos para dentro ou para fora da célula resultam em alterações do potencial elétrico, permitindo a transmissão de um sinal. As vias de transdução de sinal mais complexas envolvem geralmente um complexo ligando-recetor que ativa processos intracelulares. O culminar destas activações é uma alteração da atividade celular, que conduz frequentemente à formação de proteínas ou a alterações da expressão genética na célula activada.

[33]*Raisz LG (1999)* - Revisão da fisiologia e fisiopatologia da remodelação óssea O esqueleto é um órgão metabolicamente ativo que sofre uma remodelação contínua ao longo da vida. Esta remodelação é necessária tanto para manter a integridade estrutural do esqueleto como para cumprir as suas funções metabólicas de armazenamento de cálcio e fósforo. Estas duas funções entram frequentemente em conflito em condições de forças mecânicas variáveis ou de stress metabólico e nutricional. O ciclo de remodelação óssea é constituído por uma série complexa de etapas sucessivas, altamente reguladas. A "fase de ativação" da remodelação depende dos efeitos de factores locais e sistémicos sobre as células mesenquimatosas da linhagem osteoblástica. Estas células interagem com precursores hematopoiéticos para formar osteoclastos durante a fase de "reabsorção". Segue-se uma fase de "inversão", durante a qual se encontram células mononucleares na superfície do osso. Estas podem completar o processo de reabsorção e gerar os sinais que desencadeiam a formação. Por fim, vagas sucessivas de células mesenquimatosas diferenciam-se em osteoblastos funcionais, que depositam a matriz durante a "fase de formação". Os efeitos das hormonas reguladoras do cálcio neste ciclo de remodelação são importantes para as funções metabólicas do esqueleto. Outras hormonas sistémicas controlam o crescimento global do esqueleto. As respostas às alterações do stress mecânico e a reparação de microfracturas, bem como a manutenção do ciclo de remodelação, são determinadas localmente por citocinas, prostaglandinas e factores de crescimento. As interações entre os factores sistémicos e locais são importantes para a patogénese da osteoporose, bem como para as alterações esqueléticas no hiperparatiroidismo e no hipertiroidismo.

[34]*Kyrkanides S, Banion MK, Subtelny JD (2000)* - estudaram os efeitos da indometacina na atividade da colagenase e na síntese de procolagénio em culturas de células endoteliais de rato. Foram descritas duas isoformas da ciclo-oxigenase (COX) dos mamíferos: a COX-1 constitutiva e a COX-2 induzível. A COX-1 é considerada importante para a homeostase dos

tecidos. No entanto, a COX-2 é induzida transcricionalmente por citocinas (TNFa e IL-Ib) e parece desempenhar um papel importante no desenvolvimento da inflamação. As culturas de células endoteliais foram tratadas com IL-1e murina (Upstate Biotechnologies, Lake Placid, NY) a uma concentração final de 5 ng/ml em meio isento de soro. Para inibir a atividade da ciclo-oxigenase após o tratamento com citocinas, as culturas foram pré-tratadas com indometacina (concentração final 10 |imol/L) 30 min antes da aplicação de IL-Ib. As amostras foram recolhidas 4, 24, 48 e 72 horas após o tratamento. Esta concentração de indometacina é muito superior à dose média eficaz (ED50) e, por conseguinte, garante a inibição da atividade da COX-1 e da COX-2. As prostaglandinas parecem ser importantes no processo de movimentação dentária sob forças ortodônticas. A inibição da ciclo-oxigenase resultou num aumento da produção e da atividade da colagenase B (MMP-9) mediada pela IL-Ib, bem como num comprometimento da síntese de procolagénio tipo IV pelas células endoteliais in vitro. Assim, o uso de anti-inflamatórios não esteróides de venda livre durante a movimentação dentária pode levar a uma remodelação anormal da vasculatura periodontal e de outras estruturas, comprometendo, em última análise, a eficácia do tratamento ortodôntico.

35Nah H D (2000) . - Lições da genética molecular das síndromes de craniossinostose As suturas são locais críticos de crescimento no desenvolvimento do esqueleto craniofacial e, igualmente importante, são os tecidos alvo de alguns métodos de tratamento ortodôntico. Por essas razões, a biologia da sutura tem sido uma área de grande interesse na Ortodontia. Muito do que sabemos sobre as suturas, como a sua estrutura, ontogénese, crescimento e desenvolvimento, patologia e resposta a forças biomecânicas, baseia-se em estudos realizados por investigadores ortodônticos nas décadas de 1950-1970. Apesar da sua importante influência no estabelecimento do paradigma atual da biologia da sutura, estes estudos anteriores não forneceram muita informação sobre os mecanismos moleculares e celulares do desenvolvimento da sutura. Só nos últimos cinco ou seis anos é que a identificação de genes envolvidos em doenças genéticas de encerramento prematuro da sutura (síndromes de craniossinostose) forneceu as primeiras indicações de certas moléculas-chave e do seu papel específico neste processo. A lista, que tende a aumentar, inclui os receptores do fator de crescimento dos fibroblastos (FGFRs), o MSX2 e o TWIST. Os FGFRs pertencem a uma família de cinases receptoras da membrana celular e ligam-se aos seus principais ligandos, os factores de crescimento dos fibroblastos (FGFs). Depois de se ligarem aos FGFs, os FGFRs desencadeiam cascatas de sinalização intracelular e, em última análise, modificam o comportamento celular, por exemplo, a proliferação e a diferenciação celulares. MSX2 e TWIST são factores de transcrição que se ligam às regiões reguladoras dos genes efectores alvo e determinam a sua expressão. Para além das moléculas acima referidas, estudos recentes de recombinação de tecidos e bioquímicos acrescentaram o FGF e os factores de crescimento transformadores à lista de moléculas-chave na biogénese da sutura. O objetivo deste artigo não é repetir estudos clássicos anteriores que foram discutidos em pormenor por outros, mas apresentar novos e excitantes desenvolvimentos no campo da investigação da sutura a nível genético e celular.

[36]*Alhashimi N, Frithiof L, Brudvik P, Bakhiet M (2001)* - coloca a hipótese de que as citocinas pró-inflamatórias podem desempenhar um papel importante na reabsorção óssea após a aplicação de forças ortodônticas. A interleucina-1 (IL-1), a interleucina-6 (IL-6) e o fator de necrose tumoral-a (TNF-a) são citocinas pró-inflamatórias que se pensa desempenharem um papel na remodelação óssea, na reabsorção óssea e na neoformação óssea. No presente trabalho, a hibridização in situ foi realizada para medir a expressão do RNA mensageiro de IL-1, IL-6 e TNF-a 3, 7 e 10 dias após a aplicação de força ortodôntica nos primeiros molares superiores de 12 ratos. O lado contralateral e 3 ratos não tratados serviram de controlo. As medições da expressão do RNA mensageiro foram escolhidas como forma de estudar o papel da força ortodôntica na síntese de novo de citocinas pró-inflamatórias. Após a aplicação da força, observou-se que a indução de IL-ie e IL-6 atingiu o pico no terceiro dia e diminuiu depois disso. Não foi medida a indução de ARN mensageiro para nenhuma das citocinas nos dentes de controlo. A expressão do RNA mensageiro de TNF-a não foi detectada em nenhum momento deste estudo no lado experimental ou contralateral, nem nos animais de controlo. Os nossos dados suportam a hipótese de que estas citocinas pró-inflamatórias podem desempenhar um papel importante na reabsorção óssea após a aplicação de forças ortodônticas.

[37]*Rody W J, King G J e Gu G (2001)* - Recrutamento de osteoclastos encontrados em locais de compressão durante a movimentação dentária ortodôntica. Embora seja geralmente conhecido que os osteoclastos são formados pela fusão de células mononucleares de origem hematopoiética, até agora tem sido extremamente difícil entender como eles são formados após a ativação do aparelho. O objetivo deste estudo foi quantificar o recrutamento de osteoclastos nos locais de compressão em função do tempo após a aplicação de força ortodôntica. Foram colocados aparelhos em 96 ratos. No dia 0, os animais foram aleatoriamente submetidos à ativação do aparelho ou à ativação simulada, seguida de uma injeção de 5-bromo-2'-deoxiuridina (BrdU). Desta forma, a BrdU foi incorporada nos núcleos das células em fase S, incluindo as células estaminais hematopoiéticas. Grupos de 10-13 ratos foram mortos 1, 3, 5 e 7 dias após a ativação/choque, tendo sido preparadas amostras de

tecido. O número de células marcadas com BrdU e coradas positivamente com fosfatase ácida resistente ao tartarato (TRAP) foi medido no periodonto. Foi observado um número significativo de pré-osteoclastos positivos para BrdU no ligamento periodontal (PDL) e na superfície óssea ao 3º dia. O número de células osteoclásticas na medula óssea também atingiu o pico no dia 3; no entanto, a maior percentagem de células neste local foi observada no dia 1. Estes dados indicam que os osteoclastos no PDL resultam da fusão de pré-osteoclastos recém-recrutados na medula óssea, e não de células locais do PDL. Além disso, a medula óssea alveolar desempenha um papel na formação de osteoclastos durante a movimentação dentária ortodôntica.

[38]Noack B, Genco R J, Trevisan M, Grossi S, Zambon J J, De Nardin E (2001) - Estudo dos níveis elevados de proteína C-reactiva sistémica na periodontite. A periodontite é um processo inflamatório local que medeia a destruição dos tecidos periodontais por ataque bacteriano. Um aumento moderado da proteína C-reactiva (PCR) demonstrou ser preditivo de um risco acrescido de DCV. Os níveis plasmáticos de CRP são mais elevados na periodontite e foi investigado se existia uma relação entre a gravidade da doença periodontal e a microflora periodontal. Os níveis séricos de CRP foram determinados através de um ensaio de imunodifusão radial em 174 indivíduos, 59 dos quais apresentavam uma perda média de inserção (LOA) clínica moderada (2,39+/-0,29 mm) e 50 elevada (3,79+/-0,86 mm), em comparação com 65 controlos periodontalmente saudáveis (LOA, 1,74+/-0,18 mm). Foram medidas a perda de inserção clínica, as profundidades de sondagem e a percentagem de bolsas periodontais > ou =5 mm. A presença dos agentes patogénicos periodontais Porphyromonas gingivalis (P.g.), Prevotella intermedia (P.i.), Campylobacter rcta (C.i.) e Bacteroides forsythus (B.f.) em amostras de placa subgengival foi medida por microscopia de imunofluorescência. Foi observado um aumento estatisticamente significativo nos níveis de CRP em indivíduos com doença periodontal em comparação com controlos saudáveis (P= 0,036). Os indivíduos com perda de inserção clínica média elevada apresentaram valores médios de PCR significativamente mais elevados (4,06+/-5,55 mg/l) do que os controlos (1,70+/-1,91 mg/l), P= 0,011. Os valores da PCR foram ajustados para factores conhecidos por estarem associados a uma PCR elevada, incluindo a idade, o tabagismo, o índice de massa corporal (IMC), os triglicéridos e o colesterol. A idade e o IMC foram considerados covariáveis significativas. O intervalo relatado para a PCR como fator de risco para DCV, doença vascular periférica ou AVC foi entre 1,34 mg/l e 6,45 mg/l, e o valor médio dentro deste intervalo foi de 3 mg/l. A percentagem de indivíduos com valores elevados de PCR > ou = 3 mm foi significativamente mais elevada no grupo com AL clínica

elevada (38%; IC 95%: 26,7%, 49,3%) do que no grupo de controlo (16,9%; IC 95%: 9,25%, 24,5%), P= 0,011. A presença de agentes patogénicos periodontais P.g., P.i., C.r. e B.f. em amostras subgengivais foi positivamente associada a valores elevados de PCR (P= 0,029).A magnitude do aumento dos valores de PCR em pacientes com periodontite depende da gravidade da doença, depois de ter em conta a idade, o tabagismo, o índice de massa corporal, os triglicéridos e o colesterol. Os níveis elevados de PCR também são observados em casos de infeção por organismos subgengivais, que estão frequentemente associados à doença periodontal. A correlação positiva entre a PCR e a doença periodontal pode ser uma possível razão para a ligação entre a doença periodontal e o maior risco de DCV observado.

[39]Brezniak N, Wasserstein A (2002) - estuda a reabsorção radicular inflamatória induzida pela ortodontia. Nos últimos dez anos, a reabsorção radicular inflamatória induzida pela ortodontia (OIIRR) tem sido cada vez mais reconhecida como uma consequência iatrogénica do tratamento ortodôntico. Nesse contexto, os ortodontistas devem tomar todas as medidas conhecidas para reduzir a incidência da RIIO. A evidência contida nesta revisão indica que vários procedimentos conhecidos atualmente podem prevenir este fenómeno; no entanto, nenhum deles pode evitar completamente a ocorrência de OIIRR. Estudos futuros deverão permitir esclarecer a causa exacta e o desenvolvimento da OIIRR e, esperamos, contribuir para a sua eliminação.

[40]Sugiyama Y, Yamaguchi M, Kanekawa M, Yoshii M, Nozoe T, Nogimura A, et al. (2002) - estudaram a concentração da cisteína protease lisossómica, catepsina B (CAB), no fluido gengival canceroso (GCF) durante movimentos dentários ortodônticos em humanos. O estudo envolveu 10 pacientes (cinco do sexo masculino, com idade média de $22,5 \pm 2,8$ anos, e cinco do sexo feminino, com idade média de $23,4 \pm 3,9$ anos), nos quais um dente foi movimentado ortodonticamente, enquanto os dentes contralaterais e antagonistas serviram de controlo. O FGC foi recolhido dos locais de controlo e de tratamento (compressão) antes da ativação e após 1, 24 e 168 horas. A prevenção da inflamação induzida pela placa bacteriana permitiu que este estudo se centrasse na dinâmica das concentrações de CAB estimuladas mecanicamente no FGC. As concentrações de CAB no GCF foram determinadas por fluorospectrometria utilizando Z-Arg-Arg-MCA como substrato e por análise de western-blotting. As concentrações de CAB no FGC foram significativamente ($P < 0,001$) mais elevadas nos dentes tratados do que nos dentes de controlo após 24 horas. Nos locais de controlo, os níveis de CAB não se alteraram significativamente com o tempo após 24 horas. No local experimental onde foram aplicadas forças ortodônticas, a análise de Western blot mostrou que as formas moleculares eram enzimas maduras de 29 kDa. Esses resultados

indicam que a quantidade de CAB no FGC é aumentada pelos movimentos ortodônticos dos dentes. Essa quantidade aumentada de CAB poderia estar envolvida na degradação da matriz extracelular em resposta ao stress mecânico.

[41]Apajalahti S, Sorsa T, Railavo S, Ingman T. (2003) - Os investigadores estudaram o papel das metaloproteinases da matriz (MMPs) em resposta às forças mecânicas durante o movimento dentário ortodôntico, um papel que só está parcialmente elucidado. Examinaram a presença, a concentração e o grau de ativação das MMP-1 e -8 no fluido gengival canceroso (GCF) de pacientes tratados com aparelhos ortodônticos fixos, todos os dias durante um mês. Foram colhidas amostras de GCF de cinco pacientes ortodônticos e três controlos, de um incisivo central superior ou inferior ou de um canino superior, antes da ativação do aparelho fixo, e depois a cada 24 horas durante um mês. As formas moleculares e o grau de ativação da MMP-1 e da MMP-8 no GCF foram analisados por Western blotting, e a concentração de MMP-8 foi determinada por ensaio imunofluorométrico (IFMA). O IFMA revelou que as concentrações de MMP-8 no GCF ortodôntico eram, em média, 12 vezes mais elevadas (56 ± 50 versus 4,6 ± 4 pg/l) do que no GCF de controlo durante o período de estudo. As concentrações de MMP-8 no FGC ortodôntico eram mais baixas do que no FGC com gengivite e periodontite, mas significativamente mais elevadas do que no FGC de controlo. A análise IFMA foi confirmada pela análise Western blot que mostrou níveis elevados de MMP-8 no GCF ortodôntico em comparação com o GCF de controlo. Quarenta e um por cento da imunorreactividade total da MMP-8 eram complexos de elevado peso molecular (>100 kDa), 32 por cento na forma pró-polimorfonuclear (PMN) de 75 kDa da MMP-8, 14 por cento na forma ativa de 60 kDa da PMN-MMP-8 e 13 por cento na forma pró-MMP-8 de 55 kDa semelhante à dos fibroblastos. Não foi observada reatividade imunitária da MMP-1 no FGC de doentes ortodônticos. As concentrações de MMP-8 e -1 no FGC de indivíduos de controlo eram baixas e indetectáveis. Os resultados mostram que, *in vivo*, no FGC humano, o aumento e a ativação parcial de vários tipos de MMP-8 semelhantes a PMN e fibroblastos reflectem a remodelação periodontal durante o movimento dentário ortodôntico.

[42]Serra E, Perinetti G "Attilio M D, et al.(2003) - atividade da lactato desidrogenase encontrada no fluido gengivocrevicular durante o tratamento ortodôntico, a resposta precoce dos tecidos periodontais ao stress mecânico envolve várias alterações metabólicas que permitem o movimento dentário. Numerosos estudos examinaram estas alterações através da análise de diferentes metabolitos do hospedeiro libertados no fluido gengivocrevicular (GCF). Neste estudo, a atividade da lactato desidrogenase (LDH) no fluido gengival canceroso foi analisada para determinar se a LDH poderia ser proposta como um marcador

sensível das alterações dos tecidos periodontais durante o movimento dentário ortodôntico. Trinta e sete indivíduos, 16 homens e 21 mulheres, participaram no estudo. Todos os indivíduos foram submetidos a uma sessão de higiene oral profissional e receberam instruções de higiene oral; duas semanas depois, foi colocado um aparelho ortodôntico fixo na arcada maxilar. Um dente canino do maxilar superior, escolhido aleatoriamente, foi utilizado como dente de teste e o seu antagonista, que não usava aparelho, como dente de controlo. Duas a doze semanas após a colocação do aparelho, o GCF foi recolhido de ambos os dentes no ângulo mesiobucal para determinar o volume do GCF e a atividade da LDH. Os resultados mostraram que não houve diferença no estado clínico e no volume do FGC entre os dentes experimentais. Pelo contrário, a atividade da LDH do FGC foi significativamente mais elevada nos dentes experimentais do que nos dentes de controlo ($P < 01$). Os resultados enzimáticos indicaram um possível papel para a LDH nas fases iniciais do tratamento ortodôntico e, portanto, justificam um estudo mais aprofundado como uma possível ferramenta de diagnóstico para a reação tecidual durante o tratamento ortodôntico.

[4]***Ethuin F, Gerard B, Benna JE, Boutten A, Gougereot-Pocidalo MA, Jacob L, et al (2004)***
3 descobriram que os neutrófilos humanos produzem interferão-Y quando estimulados pela interleucina-12. O interferão c (IFNc) é uma citocina T helper 1 (Th1) produzida principalmente por células T, células natural killer (NK) e macrófagos em resposta à interleucina (IL)-12. Como se demonstrou que os neutrófilos polimorfonucleares (PMN) produzem e libertam numerosas citocinas, particularmente após estimulação com IL-12, foi investigada a capacidade de PMN altamente purificados para segregar IFNc. Verificou-se que os PMNs continham uma pequena reserva de IFNc e que esta reserva era rapidamente segregada quando estimulada por agentes desgranuladores, como os péptidos de formilo. Além disso, os PMNs sintetizavam IFNc após algumas horas de estimulação com as substâncias correspondentes. O efeito da IL-12 era dependente do tempo e da concentração, e as combinações de IL-12 com IL-2, IL-15, IL-18 ou lipopolissacáridos (LPS) eram altamente sinérgicas. altamente sinérgicas.

[44]***Lee KJ, Park YC, Yu HS, Choi SH, Yoo YJ. (2004)*** - avaliaram os efeitos da força suave contínua e da força interrompida com reativação semanal sobre a interleucina-1 (IL-1) e a prostaglandina E2 (PGE2); foram investigadas in vivo possíveis interações entre estes dois potentes mediadores do processo de reabsorção óssea. Foram examinados dez jovens adultos saudáveis (idade média de 20,6 anos, 2 homens, 8 mulheres) com 4 pré-molares extraídos. Para cada indivíduo, um canino superior (E1) foi continuamente carregado com uma mola helicoidal de níquel-titânio. O canino oposto (E2) recebeu uma força interrompida com um

retractor ligado ao parafuso; a força era reactivada todas as semanas através de 2 voltas do parafuso. Um canino antagonista foi utilizado como controlo. O fluido gengival canceroso foi recolhido do lado distal de cada dente 10 vezes ao longo de 3 semanas, e os níveis de IL-1 e PGE2 foram medidos. No E1, os níveis de IL-1 mostraram um aumento significativo após 24 horas, tendo depois diminuído e mantido uma concentração média insignificante, mas elevada, em comparação com o local de controlo. Os níveis de PGE2 aumentaram significativamente após 24 horas e depois diminuíram. No caso do E2, verificou-se um aumento significativo dos níveis de IL-1 após 24 horas e um aumento significativamente maior após 24 horas da primeira reativação, em comparação com o local de controlo. Os níveis de PGE2 aumentaram significativamente após 24 horas e permaneceram elevados durante uma semana. A regulação sinérgica da PGE2 pela reativação do aparelho e pela secreção de IL-1 não foi aparente em nenhum dos tipos de força após uma semana. Após 3 semanas, foi observado um movimento dentário significativo em ambos os locais experimentais, em comparação com os locais de controlo; no entanto, não houve diferença significativa entre os dois locais experimentais. O stress mecânico bem controlado com reativação atempada pode efetivamente aumentar a secreção de IL-1, mas pode haver limitações ao aumento dos níveis de mediadores devido a mecanismos de feedback in vivo. Além disso, a análise do fluido crevicular é um método útil para avaliar a resposta celular às forças ortodônticas in vivo.

[45]*Ganesan K, Teklehaimanot S, Tran T H, et al (2005)* - relação entre a proteína C-reactiva e a densidade mineral óssea em mulheres idosas residentes na comunidade. Foi demonstrado que as citocinas inflamatórias desempenham um papel importante na remodelação óssea. Pensa-se que níveis mais elevados de proteína C-reactiva (PCR) estão associados a uma baixa densidade mineral óssea (DMO) em mulheres idosas e que a PCR pode ser útil no rastreio da osteoporose.

[46]*Iwasaki L R, Crouch L D, Tutor A, et al (2005)* - estudou o movimento dentário e as citocinas no fluido gengival e no sangue total em indivíduos em crescimento e adultos.

O movimento dentário tem sido amplamente estudado em termos da força necessária para a inclinação quando a distribuição da pressão varia ao longo do comprimento do ligamento periodontal. Entretanto, fatores importantes para a translação efetiva do canino são o tipo e a magnitude da carga aplicada e a biologia celular do paciente. O objetivo deste estudo foi testar três hipóteses: (1) a velocidade de translação do dente (vt) está relacionada com a carga aplicada e o estado de crescimento, (2) um valor limite de carga é responsável pela fase de atraso, e (3) a vt está correlacionada com o rácio de duas citocinas (IL-1, IL-1RA) medidas no fluido do cancro gengival (GCF) e no sangue total estimulado (SWB). *O Vt* foi positivamente associado ao stress e foi mais elevado nos indivíduos em crescimento (*P <001*). A produção de citocinas no sangue total estimulado (SWB) foi dependente da dose. Em indivíduos em crescimento, a IL-1RA do SWB correlacionou-se com o vt (R 0,700,72), e as concentrações de AISWB e IL-1 correlacionaram-se com o AIGCF (R 0,73-0,78). *O vt* variou com o estado de crescimento e as cargas de 52 kPa; as cargas de 52 kPa não apresentaram uma fase de desfasamento; e as cargas equivalentes deram diferenças dependentes do sujeito no vt, correlacionando-se com as citocinas no GCF e no SWB.

[47]Tuncer B B ; Ozmeric N ; Tuncer C ; Teoman I ; Cakilci B ; Yucel A ; et al (2005) - estudaram a concentração de IL-8 durante a aplicação de forças mecânicas nos tecidos periodontais em diferentes fases do tratamento ortodôntico. O fluido gengival foi colhido separadamente dos cancros gengivais mesial e distal de cada canino na linha de base e uma hora, 24 horas, seis dias, 10 dias e 30 dias após a aplicação da força, e foi utilizado um ensaio imunoenzimático para detetar quantitativamente a IL-8. A concentração de IL-8 nos pontos de tensão (mesial) aumentou após uma hora, 24 horas, seis dias e 10 dias, enquanto uma diminuição foi observada após 30 dias. Nos pontos de pressão (distal), não se observou um aumento em nenhum momento, exceto após 10 dias. No entanto, a concentração de IL-8 em ambos os locais diminuiu de forma semelhante e aproximou-se no 30º dia. Isto sugere que a resposta local do hospedeiro às forças ortodônticas pode levar a um aumento da concentração de IL-8 e à acumulação de neutrófilos, o que pode ser um dos factores desencadeantes do processo de remodelação óssea.

D'Aiuto F, Parkar M, Tonetti M S (2005)[48] explorou a terapia periodontal: um novo modelo de inflamação aguda *e* concebeu um ensaio clínico no Eastman Dental Hospital para desenvolver um novo modelo de inflamação in vivo e recrutou 55 indivíduos com periodontite grave. Os participantes receberam tratamento periodontal intensivo. Foram colhidas amostras de sangue no início e 1, 7 e 30 dias após o tratamento e analisadas para uma série de biomarcadores (TNF-alfa, IL-6, CRP e fibrinogénio) utilizando ensaios de alta sensibilidade e contagens sanguíneas diferenciais (métodos laboratoriais padrão).Os níveis de TNF-alfa aumentaram significativamente apenas após um dia de tratamento (P < 0,01), enquanto os níveis de IL-6 (P < 0,01), PCR (P < 0,001) e fibrinogénio (P < 0,001) atingiram um pico 24 horas após o tratamento e regressaram à linha de base no prazo de um mês após o tratamento. Foram também observadas neutrofilia ligeira, monocitose e linfopenia. A terapia periodontal intensiva resulta numa resposta inflamatória moderada durante uma semana, pelo que é proposta como um novo e fiável modelo terapêutico in vivo não induzido por fármacos para a inflamação aguda.

[49]Basaran G, Ozer T, Kaya F A, Hamamci O (2006) - examinou se os níveis de interleucina 1 (IL-1) e do fator de necrose tumoral (TNF-a) diferiam entre si em diferentes níveis de tratamento. Dezoito pacientes, nove do sexo feminino e nove do sexo masculino (com idades entre os 16 e os 19 anos; média de 17,4 - 1,8 anos), participaram neste estudo e foram colocados aparelhos fixos. [th]Os pacientes foram examinados no início do estudo, nos dias 7 e 21, e nos meses 3 e 6, quando os dentes foram nivelados. No mês 6, os valores iniciais das forças de distanciamento foram registados. Foram igualmente registados os dias 7 e 21 após 6 meses de tratamento. O volume do fluido crevicular gengival (GCF) e as concentrações de IL-1 e TNF-a aumentaram. O nivelamento e a distalização dos dentes levam a um aumento das concentrações de IL-1 e TNF, que podem ser detectadas no GCF.

[50]Krishnana V, Davidovitch Z (2006) - reviu as reacções celulares, moleculares e tecidulares à força ortodôntica As alterações de remodelação dos tecidos paradentários são consideradas essenciais para a movimentação ortodôntica dos dentes. O estiramento dos tecidos induzido pela força resulta em alterações locais na vascularização e na reorganização da matriz celular e extracelular, levando à síntese e libertação de vários neurotransmissores, citocinas, factores de crescimento, factores estimuladores de colónias e metabolitos do ácido araquidónico. As alterações de remodelação no osso alveolar e na PDL induzem a produção de diferentes mediadores celulares ou enzimas que podem ser utilizados como biomarcadores para o tratamento ortodôntico. Vários mediadores celulares, tais como IL-1, IL-6, TNF a, factores de crescimento epidérmico, microglobulina e TGF, estão aumentados no FGC durante o tratamento ortodôntico. Estes mediadores são utilizados como biomarcadores para avaliar a saúde periodontal.

[51]Masella R S, Meister M (2006) - revisão dos conceitos actuais sobre a biologia do movimento dentário ortodôntico. A resposta bioquímica adaptativa à força ortodôntica aplicada é um processo altamente sofisticado. Dentro e à volta das células do ligamento periodontal e do osso alveolar existem muitas camadas de reacções em rede que transformam a força mecânica em eventos moleculares (transdução de sinal) e em movimento dentário ortodôntico (OTM). Os osteoclastos são células gigantes multinucleadas especializadas que se desenvolvem a partir de células monocíticas e hematopoiéticas. As suas caraterísticas únicas incluem a adesão à matriz óssea e a secreção de enzimas ácidas e líticas que destroem as estruturas minerais e proteicas. Pelo menos 24 genes e 60 proteínas estão envolvidos na

regulação positiva e negativa da formação e função dos osteoclastos. A osteoprotegerina especificada (OPG), a catepsina K e o canal de cloreto 7 (ClCN7) são factores limitadores da taxa de diferenciação e função dos osteoclastos. A OPG bloqueia o acoplamento do ativador do recetor TF do fator nuclear kappa B (RANK) e do ligando RANK (RANKL), a catepsina K destrói as proteínas da matriz óssea, enquanto o canal de cloreto 7 mantém a neutralidade dos osteoclastos através da passagem de iões de cloreto pela membrana celular. Estas moléculas são também alvo de investigação farmacêutica. RANK e RANKL são proteínas-chave que regulam a função dos osteoclastos. A síntese de RANKL pelos osteoblastos e o seu papel ao longo da vida na promoção da diferenciação dos osteoclastos apoiam a ideia de que os osteoblastos apenas controlam a diferenciação dos osteoclastos, mas não a função dos osteoclastos.

DeFerranti S D, Rifai N (2007)52 - Exame da proteína C-reactiva: um marcador sérico não tradicional do risco cardiovascular. A doença cardiovascular (DCV) tem uma etiologia multifatorial. Os factores de risco cardiovascular tradicionais, como os níveis elevados de colesterol e a pressão arterial, são utilizados para avaliar o risco de DCV. Mais recentemente, uma melhor compreensão do papel da inflamação na aterosclerose levou muitos a propor a medição de diferentes marcadores de inflamação para melhor identificar as pessoas em risco acrescido. A proteína C-reactiva (PCR) está presente nas lesões endoteliais ateroscleróticas e há provas de que pode desempenhar um papel na aterogénese. Dos marcadores séricos que podem fornecer informações para a avaliação clínica do risco, a medição da proteína C-reactiva altamente sensível (PCR-us) tem o maior potencial para utilização clínica por várias razões: (a) A hsCRP elevada está associada a um aumento de duas a três vezes na prevalência de ataques cardíacos, acidentes vasculares cerebrais e doença vascular periférica, e prevê eventos cardiovasculares em pessoas com e sem doença cardiovascular pré-existente; (b) O aumento do risco associado à hsCRP elevada é independente de outros factores de risco estabelecidos; (c) a PCR-us aumenta o valor preditivo da pontuação de risco de Framingham; (d) os testes de PCR-us são padronizados e este analito é biologicamente estável ao longo do tempo; (e) várias intervenções destinadas a reduzir o risco também reduzem a PCR-us, e está em curso investigação para determinar se o tratamento específico da PCR-us reduz o risco de DCV.

Karacaya C; Saygunb I; Bengic A O; Serdar M. (2007)5- comparou os níveis do fator de necrose tumoral a durante dois procedimentos de distalização diferentes em cães, utilizando forças contínuas e altamente interrompidas. O grupo de reactores híbridos (HRG) era constituído por cinco pacientes que necessitavam de ancoragem moderada. Os seus caninos

foram distalizados utilizando um retractor híbrido com força contínua. O grupo de distração
rápida do canino (RDG) era constituído por cinco pacientes que necessitavam de um controlo
máximo da ancoragem. No primeiro grupo, foi utilizado um retractor híbrido. No segundo
grupo, foi realizada a distração rápida do canino por distração periodontal. Foram recolhidas
amostras de fluido gengival canceroso das superfícies distais dos caninos antes da colocação
do aparelho, e depois 1 hora, 24 horas e 1 semana após a aplicação da força. No grupo híbrido,
a concentração de TNF a- diminuiu após 1 semana com base em medições de 24 horas. No
grupo do distanciamento rápido dos caninos, aumentou acentuadamente após 1 hora. Quando
as diferenças entre os grupos foram avaliadas, foram encontrados valores significativamente
mais elevados no grupo de distalização canina rápida após 1 hora e 1 semana. A deslocação
de força forte leva a uma libertação rápida de TNF-a, e a reação dos tecidos continua durante
um período prolongado. Para evitar os efeitos adversos de uma forte deslocação de força,
podem existir mecanismos de feedback que previnam um aumento excessivo de mediadores.

[54]*Mermut S ; Bengi A O ; Akin E ; Kurkcu M ; Karacay S (2007)* - Determinação dos efeitos
do interferão gama (JFN-y) na remodelação óssea durante os movimentos dentários
ortodônticos. Trinta ratos Sprague Dawley machos adultos foram divididos aleatoriamente
em cinco grupos. O IFN-Y foi administrado em três doses diferentes (0,01, 0,02 e 0,05 g/20
l), sendo que os outros dois grupos serviram de controlo. Em todos os grupos, os primeiros
molares inferiores foram movidos mesialmente usando espirais fechadas de Ni-Ti. Os
resultados foram avaliados por histomorfometria e os parâmetros volume ósseo trabecular
(BV/TV), número ósseo trabecular (Tr.N) e separação trabecular (Tr.Sep) foram observados
na zona óssea interradicular dos primeiros molares inferiores. O aumento de BV/TV e Tr.N
e a diminuição de Tr.Sep demonstraram o efeito anti-osteoclástico do IFN-y. A administração
de IFN-y poderia revelar-se clinicamente útil para o controlo da ancoragem. Os interferões
foram descritos pela primeira vez em 1957 como uma atividade encontrada no sobrenadante
de células infectadas por vírus que afecta diretamente a replicação viral. Estas proteínas
foram classificadas em interferões de tipo I e de tipo II com base em critérios estruturais e
funcionais e nos estímulos que desencadeiam a sua expressão. Os interferões de tipo I e de
tipo II são sintetizados principalmente por determinados subgrupos de linfócitos T e de
células assassinas naturais após ativação por estímulos imunitários e inflamatórios.

[55]*Zhang J M ; An J (2007)* - As citocinas revistas são pequenas proteínas segregadas
libertadas pelas células que têm um efeito específico nas interações e comunicações entre as
células. Citocina é um termo geral; outros termos utilizados são linfocina (citocinas
produzidas por linfócitos), monocina (citocinas produzidas por monócitos), quimiocina

(citocinas com efeito quimiotático) e interleucina (citocinas produzidas por um leucócito e que actuam sobre outros leucócitos). As citocinas podem atuar sobre as células que as segregam (efeito autócrino), sobre células próximas (efeito parácrino) ou, em alguns casos, sobre células distantes (efeito endócrino). Existem citocinas pró-inflamatórias e anti-inflamatórias. As citocinas pró-inflamatórias são produzidas principalmente por macrófagos activados e estão envolvidas na regulação positiva das reacções inflamatórias. As citocinas pró-inflamatórias, como a IL-Iʙ, a IL-6 e o TNF-a, desempenham um papel ativo no desenvolvimento da dor patológica. As citocinas anti-inflamatórias são uma série de moléculas imunoreguladoras que controlam a resposta das citocinas pró-inflamatórias. As citocinas actuam em conjunto com inibidores específicos de citocinas e receptores solúveis de citocinas para regular a resposta imunitária humana. As principais citocinas anti-inflamatórias incluem o antagonista do recetor da interleucina (IL)-1, IL-4, IL-10, IL-11 e IL-13. O fator inibitório da leucemia, o interferão-alfa, a IL-6 e o fator de crescimento transformador (TGF)-e são classificados como citocinas anti-inflamatórias ou pró-inflamatórias em diferentes circunstâncias.

Davidovitch Z, Krishnan V, (2009)5 discutiram o papel das ciências da vida na ortodontia clínica. A terapia ortodôntica baseia-se na interação entre a mecânica e a biologia, a fim de compreender o mecanismo de conversão da energia mecânica em reacções biológicas e descobrir as razões para os danos iatrogénicos nos tecidos em ortodontia. Verificou-se que a inflamação é um componente essencial da resposta biológica às forças ortodônticas. Quando a inflamação ocorre, moléculas sinalizadoras de órgãos doentes distantes podem atingir os tecidos paradentários sob stress e reforçar o processo inflamatório, resultando em danos nos tecidos. A série de casos incluiu três pacientes que sofriam de doenças sistémicas e mau posicionamento dentário. Um deles sofria de diabetes mellitus, tiroidite de Hashimoto e depressão. A preocupação com os possíveis efeitos dessas doenças sobre o bem-estar dos dentes e tecidos adjacentes levou o ortodontista a não tratar esse paciente. Os outros dois pacientes sofriam de alergias, e um deles também tinha asma brônquica e hematomas. Apesar de estas condições serem consideradas factores de risco para a reabsorção radicular, estes doentes foram tratados com ortodontia durante 2 e 3,5 anos, respetivamente. No final do tratamento, ambos os pacientes apresentavam reabsorção radicular excessiva em muitos dentes. Em um dos pacientes, isso levou à perda da maioria dos dentes do maxilar superior. A investigação básica deve continuar a abordar questões relacionadas com os mecanismos biológicos do movimento dentário a nível tecidular, celular e molecular. Além disso, a investigação deve continuar a identificar os factores de risco que podem comprometer a longevidade dos dentes tratados. Esta investigação fundamental deve incentivar o desenvolvimento de novos métodos terapêuticos que respeitem tanto os tecidos como os pacientes.

[57]*Brooks P J, Nilforoushanb D, Manolsonc M F et al (2009)* - A base molecular do movimento dentário ortodôntico precoce foi investigada com base na expressão das proteínas KI-67, Runx2 (fator de transcrição 2 relacionado com o runt) e RANKL (membro da superfamília 11 do ligando do fator de necrose tumoral). Verificou-se que a expressão de KI-67, um marcador de proliferação, e de RANKL, uma molécula associada à diferenciação osteoclástica, estava aumentada nos pontos de pressão do ligamento periodontal sujeitos a três horas de stress. A expressão de KI-67 e Runx2, um marcador de precursores de osteoblastos, estava aumentada nas zonas de tensão após 24 horas de stress. No meio da raiz dentária, foi observada uma diminuição da expressão de KI-67 nas regiões mesial e distal do ligamento periodontal. A expressão precoce de RANKL sugere que as células nesta fase inicial estão envolvidas na sinalização dos precursores de osteoclastos. Além disso, pensa-se que a diminuição da expressão de KI-67 perto do centro da raiz dentária representa o centro de rotação e, assim, fornece um meio molecular de visualizar padrões de tensão mecânica.

Martin B, Hirota K, Cua DJ, Stockinger B, Veldhoen M (2009) Interleukin-17 expressed in 5 - a pro-inflammatory cytokine produced by helper T cells and induced by IL 23. As células gdT são uma fonte inata de interleucina-17 (IL-17) que precede o desenvolvimento da resposta celular adaptativa T-Helfer-17 (Th17). Foi demonstrado que as células T produtoras de IL-17 com o recetor gd (TCRgd) partilham caraterísticas com as células Th17, como a expressão do recetor de quimiocinas 6 (CCR6), do recetor órfão de retinoide (RORgt), do recetor de hidrocarbonetos arilo (AhR) e do recetor de IL-23. A expressão do AhR nas células T gd foi essencial para a produção de IL-22, mas não para a produção óptima de IL-17. Sob

Ao contrário das células Th17, as células CCR6+ expressam células T gd produtoras de IL-17, mas não outras células T gd, receptores Toll-like TLR1 e TLR2 e Dectina-1, mas não TLR4, e podem interagir diretamente com determinados agentes patogénicos. Este processo foi reforçado pela IL-23 e levou à expansão, ao aumento da produção de IL-17 e ao recrutamento de neutrófilos. A expressão de receptores inatos associada à produção de IL-17 caracteriza as células TCRgd como uma primeira linha de defesa eficaz, capaz de orquestrar uma resposta inflamatória a sinais patogénicos e ambientais, muito antes de as células Th17 se aperceberem de uma invasão bacteriana.

Pink R. Simek J. Vondrakova J. Faber E. Michl P. et al. (2009) 59- examinaram a utilização da saliva, do fluido cervical e do transudado da mucosa na deteção de determinadas doenças orais e sistémicas e de medicamentos. O fluido oral é um meio de diagnóstico que pode ser recolhido facilmente e com uma invasão mínima, mas que foi negligenciado no passado. Atualmente, a saliva é cada vez mais utilizada para diagnosticar o vírus HIV, tumores orofaciais e sistémicos, doenças cardiovasculares e para detetar substâncias que causam dependência. O nível de neutrófilos na saliva pode também indicar o sucesso de um transplante de medula óssea. Atualmente, os fluidos orais são sistematicamente investigados e analisados juntamente com outros meios de diagnóstico, como o sangue e a urina. Os últimos resultados clínicos e laboratoriais de marcadores de diagnóstico do cancro da orofaringe nos fluidos orais podem marcar o início da sua utilização mais alargada como meio de diagnóstico. Os fluidos orais também podem ser utilizados para diagnosticar outras doenças malignas, como o cancro da mama, que foi uma das primeiras doenças malignas a ser detectada através de biomarcadores genéticos proteicos. Foram observados níveis elevados de CA15-3 e do recetor do fator de crescimento epidérmico (EGF) em doentes com cancro da mama, e foram encontrados níveis elevados de CA 125 e do complexo de glicoproteínas na saliva de doentes com cancro do ovário. Não há dúvida de que o valor diagnóstico da saliva aumentará rapidamente no futuro próximo graças aos actuais desenvolvimentos tecnológicos.

[660]***Kaya F A, Hamamci N, Basaran G, Dogru M, Yildirim TT (2010)*** -determinado fator de necrose tumoral a (TNF-a), interleucina 1B (IL-IB) e interleucina 8 (IL-8) níveis em GCF no dente movimento de nivelamento precoce tratamento ortodôntico.Dezessete pacientes, 8 do sexo feminino e 9 indivíduos do sexo masculino (idade: 16-20 anos; média $18,2 \pm 1,4$ anos), participaram deste estudo. Cada indivíduo assistiu a uma sessão de higiene oral profissional e recebeu instruções de higiene oral. Três meses depois, foi colocado um aparelho ortodôntico fixo. Os pacientes foram examinados no início do estudo e entre 1 e 7 dias após o nivelamento dos dentes. Houve diferenças estatísticas entre as observações no dia 1 e no dia 2 do nivelamento para TNF-a, IL-IB e IL- 8 (p<.05). As forças ortodônticas induzem uma rápida libertação de TNF-a, 1L-1e e IL 8 durante o movimento dentário no fluido gengival canceroso (GCF). Os resultados deste estudo suportam a hipótese de que as citocinas pró-inflamatórias desempenham um papel importante na reabsorção óssea após a aplicação de forças ortodônticas num curto período de tempo.

Teixeira CC1, Khoo E, Tran J, Chartres I, Liu Y ,et al. (2010)[6]-demonstraram que a inibição da expressão de determinadas citocinas reduz a velocidade de movimentação dentária. A hipótese é que a estimulação da expressão de citocinas inflamatórias por pequenas perfurações corticais aumenta a taxa de remodelação óssea e o movimento dentário. Quarenta e oito ratos foram divididos em quatro grupos: Aplicação de força a 50 cN no primeiro molar superior (O), aplicação de força mais retalho de tecido mole (OF), aplicação de força mais retalho mais 3 pequenas perfurações da placa cortical (OFP) e um grupo de controlo (C). Das 92 citocinas estudadas, a expressão de 37 citocinas estava significativamente aumentada em todos os grupos experimentais, com 21 citocinas a apresentarem os níveis mais elevados no grupo OFP. Após 28 dias, a tomografia microcomputada, a microscopia de luz e de fluorescência e a imunohistoquímica revelaram um maior número de osteoclastos e uma maior atividade de remodelação óssea no grupo OFP, acompanhados de osteoporose generalizada e de um aumento da mobilidade dentária.

J. K. MacLaine*, A. B. M. Rabie* e R. Wong (2010)[6] - estudaram os efeitos do tratamento ortodôntico nos valores sistémicos dos marcadores inflamatórios proteína C-reactiva (PCR), fator de necrose tumoral a (TNF-a) e interleucina-6 (IL-6). O grupo de estudo foi composto por 11 raparigas e 6 rapazes (idade média de 13,1 anos), que foram tratados com aparelhos fixos e talas de cabeça distalizadoras. Foi colhido sangue venoso da veia ulnar de cada indivíduo antes do tratamento (T0) e depois em três outros momentos durante o tratamento (T1- T3), com um intervalo de dois meses. O soro destas amostras de sangue foi analisado através de um ensaio de imunoabsorção enzimática (ELISA) para determinar as concentrações de PCR, TNF-a e IL-6. Os dados foram comparados entre a linha de base e os pontos temporais subsequentes utilizando um teste Mann-Whitney para variáveis com distribuição não normal. Os resultados mostraram que não houve aumento significativo em nenhum dos três marcadores inflamatórios em nenhum dos pontos de tempo. Este estudo comprova que o tratamento ortodôntico convencional não está associado a uma resposta imunitária sistémica para os factores estudados.

[63]***Rody W J , Akhlaghi H , Akyalcin S , Wiltshire W A , et al (2011)*** - Avaliar o impacto das contenções ortodônticas no estado de saúde periodontal utilizando biomarcadores no fluido gengival canceroso. Biomarcadores de inflamação e remodelação periodontal são expressos em diferentes graus no fluido gengival canceroso (CGF) de pacientes que usam diferentes tipos de contenção ortodôntica. As concentrações medianas (pg/ml) de interferão-gama e interleucina-10 foram significativamente mais elevadas nos pré-molares de pacientes que usavam contenção fixa. A presença de diferentes tipos de contenção ortodôntica pode resultar em mudanças específicas na composição do FGC. Dado que os tempos de contenção podem ser mais longos, este achado pode ter significado clínico.

[64]***Salla J T , Taddei S R , Queiroz-Junior C M, et al .(2012)*** - verificaram o efeito de antagonistas do recetor de IL-1 na movimentação dentária ortodôntica. O movimento dentário ortodôntico (OTM) é alcançado pela remodelação do osso alveolar, que é desencadeada por carga mecânica. Enquanto a interleucina-1 (IL-1) está diretamente envolvida na OTM, o papel do antagonista do recetor da interleucina-1 (IL-1Ra), um

antagonista natural da IL-1, não está totalmente elucidado. Este estudo examinou os efeitos do IL-1Ra na OTM. Camundongos C57BL6 tratados com veículo ou IL-1Ra (10 mg/kg/dia) foram equipados com aparelhos. Os osteoclastos OTM- e TRAP-positivos foram avaliados após 12 dias de stress mecânico, e os níveis de citocinas nos tecidos periodontais foram analisados por ELISA após 12 e 72 horas. Os ratinhos tratados com IL-1Ra apresentaram uma diminuição da OTM e do número de osteoclastos TRAP-positivos. De forma consistente, foram observados níveis mais baixos de IL-1b e TNF-a e níveis mais elevados de IL-10 nos tecidos periodontais de ratinhos tratados com IL-1Ra em comparação com o grupo tratado com o veículo. Este estudo concluiu que o IL-1Ra regula negativamente a OTM, provavelmente devido aos seus efeitos anti-inflamatórios.

[65]*Taddei SR, Andrade IJ, Queiroz CM et al. (2012)* - investigaram o papel do recetor de quimiocina (CCR2) na movimentação dentária ortodôntica. Quimiocinas e quimiocinas regulam a remodelação óssea durante a movimentação dentária ortodôntica. O ligando de quimiocina 2 (CCL2) está envolvido no recrutamento e atividade dos osteoclastos, e a sua expressão está aumentada em tecidos periodontais mecanicamente stressados. Este estudo examinou se o eixo recetor de quimiocina CC2 (CCR2)-CCL2 influencia o movimento dentário ortodôntico: uma mola espiral foi colocada em ratinhos deficientes em CCR2 (CCR2/), ratinhos de tipo selvagem, ratinhos tratados com veículo e ratinhos tratados com P8A (análogo de CCL2). A análise histopatológica foi utilizada para determinar a extensão do movimento dentário ortodôntico e o número de osteoclastos. A expressão dos mediadores envolvidos na remodelação óssea foi avaliada em tempo real por reação em cadeia da polimerase. O movimento dentário ortodôntico e o número de células TRAP-positivas foram significativamente reduzidos nos ratinhos tratados com CCR2- e P8A em comparação com os ratinhos de tipo selvagem e tratados com veículo, respetivamente. A expressão de RANKL, RANK e marcadores osteoblásticos (COL-1 e OCN) foi menor nos ratinhos tratados com CCR2/do que nos ratinhos de tipo selvagem. Não se registaram diferenças significativas nos níveis de osteoprotegerina entre os grupos. Estes dados indicam uma redução da atividade dos osteoclastos e osteoblastos na ausência de CCR2. O eixo CCR2-CCL2 está positivamente relacionado com o recrutamento de osteoclastos, a reabsorção óssea e o movimento dentário ortodôntico. Portanto, o bloqueio do eixo CCR2-CCL2 poderia ser usado no futuro para modular a extensão do movimento dentário ortodôntico.

[66]*Surlina P, Rautenb AM, Silosic I, Foiad L (2012)* - mediu os níveis de pentraxina-3 (PTX-3), a proteína do gene 14 induzível por TNF, no fluido gengival canceroso (GCF) em pacientes ortodônticos jovens e adultos durante as duas primeiras semanas após o tratamento

ortodôntico, para determinar se essas mudanças ocorrem durante o tratamento ortodôntico e se esses níveis poderiam ser uma expressão de um estado inflamatório. Os resultados mostraram um aumento nas concentrações de PTX-3 no GCF a partir de uma hora antes do tratamento ortodôntico até um máximo após 24 horas, seguido de uma diminuição em ambos os grupos de pacientes adultos e jovens. Os resultados indicam que a PTX-3 está envolvida na remodelação periodontal ortodôntica e na inflamação asséptica desencadeada pelas forças ortodônticas.

[67]***Freitas CT, Gomes I S , Naves R C et al.(2012)*** - Avaliação da influência do tratamento periodontal nos níveis de proteína C reativa. A influência das infeções orais, nomeadamente da doença periodontal, na doença sistémica tem sido amplamente discutida na literatura. Como a periodontite é uma infeção persistente, promove uma reação inflamatória. A proteína C-reactiva é um marcador de reacções inflamatórias frequentemente estudado, uma vez que níveis elevados desta proteína estão associados a eventos coronários. Os investigadores examinaram o efeito do tratamento periodontal na redução dos níveis séricos de proteína C-reactiva através de uma revisão sistemática da literatura e de uma meta-análise. Segundo o Consort, os estudos analisados eram, em geral, de boa qualidade em relação aos critérios examinados. A meta-análise foi utilizada para estimar a redução dos valores médios da proteína C-reactiva (0,231; p=0,000) após a introdução do tratamento periodontal. Os resultados indicam que o tratamento periodontal não cirúrgico tem um efeito positivo na redução dos níveis séricos de proteína C-reactiva.

[68]***Baik H S , Kim C K , Lim W H , Chun Y S (2012)*** - investigou o efeito da carga ortodôntica na expressão da interleucina-la (IL-1a) e do fator de necrose tumoral-a (TNF-a) na gengiva comprimida. Vinte e quatro ratos Wistar machos e quatro ratos foram usados como controlo no dia 0. Dez ratos foram submetidos a corticotomia no lado esquerdo ou direito, com o lado restante a servir de controlo e a ser morto após 7 e 14 dias. Nos restantes dez ratos, os primeiros molares do maxilar superior, direito e esquerdo, foram deslocados ortodonticamente com uma força constante de 20 g; o aparelho e o aparelho associado à corticotomia (aparelho-corticotomia) foram utilizados alternadamente nos lados esquerdo e direito e eutanasiados aos 7 e 14 dias. Para medir a expressão do ARNm da IL-1 e do TNF-a, foram realizadas reacções em cadeia da polimerase em tempo real na gengiva comprimida retirada dos ratos eutanasiados. Não se verificou uma diferença significativa na expressão de IL-1a entre os grupos de corticotomia e de controlo. Em contraste, o TNF-a do lado da pressão mostrou um aumento significativo no grupo do aparelho e no grupo do aparelho

combinado com a corticotomia no 7º dia, em comparação com o grupo de controlo ou de corticotomia. A carga ortodôntica induziu um aumento do TNF-a na gengiva comprimida.

[69]Patil A K , Shetty A S , Setty S, Thakur S (2013) - fornece uma visão geral dos actuais avanços na compreensão molecular das células do ligamento periodontal e da influência das forças ortodônticas sobre elas, à luz dos recentes avanços nas ciências moleculares e genéticas. Os processos celulares são apresentados sucessivamente, começando com os processos de reação celular desencadeados pela força mecânica e terminando com a remodelação óssea. Destaca também os riscos e as limitações do tratamento ortodôntico em certas doenças periodontais, as áreas importantes do trabalho em equipa, as expectativas dos ortodontistas no tratamento periodontal e o potencial para futuras investigações combinadas para melhorar a saúde periodontal e o resultado estético do paciente. O artigo destacou a natureza da remodelação óssea, orquestrada por células da linhagem osteoblástica, que envolve uma rede complexa de interações célula-célula e célula-matriz, envolvendo hormonas sistémicas, citocinas produzidas localmente, factores de crescimento, muitos dos quais estão sequestrados na matriz óssea, e o ambiente mecânico das células.

Alikhani M, Raptis M, Zoldan B. [70]Et al (2013) - investigaram os efeitos da microcirurgia dentária na velocidade de movimentação dentária e na expressão de marcadores de inflamação. Vinte adultos com má oclusão de classe II divisão 1 foram divididos em um grupo de controlo e um grupo experimental. O grupo de controlo não foi submetido a micro-operações de osteossíntese, enquanto o grupo experimental foi submetido a micro-operações de osteossíntese num dos lados do maxilar superior. Ambos os caninos superiores foram retraídos e o movimento foi medido após 28 dias. A atividade dos marcadores de inflamação foi medida no fluido gengival-revicular utilizando um ensaio de proteínas baseado em anticorpos. O fluido gengival canceroso foi recolhido antes do tratamento ortodôntico, imediatamente antes do início da retração dos caninos e em cada visita subsequente entre 10 e 12 horas.

Estas amostras foram recolhidas das fendas distobucais do canino superior. O volume da amostra foi determinado utilizando o Periotron 8000 (Oraflow) e estima-se que foram colhidos e diluídos 0,6 a 1,2 ml de FGC para obter 50 a 100 ml de amostra necessária para análise com uma matriz de proteínas em lâmina de vidro. Os níveis de citocinas foram medidos utilizando uma matriz de proteínas personalizada para as seguintes citocinas: CCL-2 (MCP1), CCL-3, CCL-5 (RANTES), IL-8 (CXCL8), IL-1a, IL-1b, IL-6 e TNF-a (Raybiotech, Norcross, Ga), de acordo com as instruções do fabricante. As micro-operações de osteossíntese aumentaram significativamente a taxa de movimentação dentária em 2,3 vezes; isto foi acompanhado por um aumento significativo nas concentrações de marcadores inflamatórios como IL 1a , IL 1в , TNF a e IL 6.

[71]Celebi AA, Demirer S, Catalbas B, Arikan S (2013) - avalia se existe uma ligação entre a atividade ovárica e   os mediadores da reabsorção óssea.

prostaglandina E2 [PGE2], interleucina-1b [IL-1b]. Procuraram determinar se existia uma ligação entre a atividade ovárica e os dois mediadores da reabsorção óssea.

(prostaglandina E2 [PGE2], interleucina-1b [IL-1b]), que são segregadas pelo fluido gengival (GCF) durante o movimento dentário ortodôntico. Dezoito gatos fêmeas foram incluídos no estudo. Os animais foram divididos aleatoriamente em três grupos de seis fêmeas (grupos em estro, em anestro e ovarectomizadas). O estro foi induzido pela administração de 150 UI de gonadotropina coriónica equina (eCG) às gatas do grupo em estro. Entre o canino superior e o mini-implante foi colocada uma mola em espiral fechada, exercendo uma força de inclinação de 80 g sobre o canino. O FGC foi recolhido de cada gato nos dias 0, 6 e 12 para estudar a PGE2 e a IL-1b durante o movimento dentário ortodôntico em gatos. Os níveis de PGE2 e IL-1b foram determinados usando um ensaio de imunoabsorção enzimática. Não houve diferença significativa (P < .05) entre os grupos anestesiados e ovariectomizados na movimentação dentária nos dias 6 e 12 de distalização. No entanto, o movimento dentário foi menor (P < .05) no grupo do cio du que nos outros dois grupos (anestesiados e ovariectomizados). Os valores médios de PGE2 e IL-1b nos caninos dos grupos em cio foram significativamente menores do que os dos outros dois grupos nos dias 6 e 12 (P < .05) após a aplicação da mola helicoidal. Esses resultados sugerem que a atividade ovariana pode influenciar a movimentação ortodôntica dos dentes e os níveis de IL-1b e PGE2 no FGC em gatos. Esses resultados sugerem que a atividade ovariana pode influenciar o movimento ortodôntico dos dentes e os níveis de IL-1b e PGE2 no GCF em gatos.

Saadi N., Nidhal H. Ghaib (2013)[7] - estimou as variações nos valores de (interleucina-Їв, fator de necrose tumoral -a e proteína C-reativa) na saliva total não estimulada durante a fase de nivelamento da movimentação dentária ortodôntica. Os resultados do presente estudo mostraram que a média dos dois valores salivares (interleucina-ie, fator de necrose tumoral -a e proteína C-reactiva) foi mais elevada (após uma hora), seguida de (após uma semana) e depois (após duas semanas) em comparação com o valor inicial, com diferenças estatisticamente muito significativas (P< 0,01) entre as amostras masculinas, femininas e totais; além disso, não houve diferença estatisticamente significativa entre homens e mulheres (P>0,05). Enquanto os valores médios de proteína C reativa foram maiores apenas no momento (após 1 hora) com diferenças altamente significativas (P<0,01) nas amostras femininas e totais, houve apenas uma diferença significativa (P<0,05) nas amostras masculinas; além disso, não houve diferenças estatisticamente significativas entre os sexos masculino e feminino. No que diz respeito à correlação entre a interleucina 1в da saliva e o fator de necrose tumoral a, verificou-se uma correlação positiva entre eles em todos os períodos do estudo. Além disso, houve uma correlação positiva entre a saliva (interleucina 1 в e fator de necrose tumoral a) e a proteína C-reactiva na saliva. Por outro lado, não houve correlação entre a saliva (interleucina-1 в e fator de necrose tumoral-a e proteína C-reactiva) e os parâmetros clínicos (índice de placa e índice gengival). Este estudo clínico conclui que a força ortodôntica exercida durante o movimento dentário ortodôntico resulta em concentrações aumentadas de (interleucina-1 в, fator de necrose tumoral-a e proteína C-reactiva) no pool de saliva não estimulada.

Dhiman S, Gaur A, Maheshwari S, et al (2014)[7] - destacou a importância das propriedades físico-químicas e de diagnóstico da saliva durante o tratamento ortodôntico. O tratamento ortodôntico tem um impacto significativo na composição química e na natureza física do fluido oral. Os doentes submetidos a tratamento ortodôntico sofrem alterações ecológicas orais devido à natureza retentiva dos aparelhos ortodônticos. As propriedades alteradas da saliva podem ser usadas para avaliar o início do tratamento ortodôntico num indivíduo. Este artigo também aborda o papel diagnóstico da saliva. A saliva pode ser utilizada como meio de diagnóstico para detetar biomarcadores da movimentação dentária ortodôntica. O mecanismo subjacente à movimentação dentária é um processo inflamatório nos tecidos periodontais, que é mediado por moléculas bioquímicas. Essas moléculas são detectáveis na saliva e podem ser utilizadas para avaliar a evolução do tratamento ortodôntico. Citocinas inflamatórias como o rácio RANKL/OPG, interleucina (IL)-8, fator estimulador de colónias de granulócitos e macrófagos, IL-Ïв e fator de necrose tumoral alfa foram detectadas na saliva de pacientes ortodônticos. Níveis elevados de moléculas como a IgA salivar também foram associados à reabsorção radicular em pacientes ortodônticos.

Umashankar B (2014)[7] - investigou os efeitos de medicamentos frequentemente utilizados na movimentação dentária ortodôntica. O movimento dentário é regulado pela interação de factores locais, como as citocinas (IL-1) e os factores de crescimento, bem como de factores sistémicos, como a hormona paratiroide, a vitamina D, o estrogénio ou a cecitonina. Os medicamentos que modificam ou perturbam o processo inflamatório também têm, por conseguinte, um impacto na movimentação dentária. A velocidade da movimentação dentária ortodôntica pode ser alterada pela administração local ou sistémica de certos medicamentos. Os fármacos utilizados em ortodontia podem ser divididos, grosso modo, em dois grupos principais: fármacos promotores e fármacos supressores. Os promotores são substâncias activas que interagem com mediadores inflamatórios secundários e primários e potenciam a movimentação dentária, como as prostaglandinas, leucotrienos, citocinas, vitamina D, osteocalcina e corticosteróides. Os supressores são medicamentos que reduzem a reabsorção óssea, como os anti-inflamatórios não esteróides e os bifosfonatos.

[75]Kitaura H, Kimura K, Ishida M, et al. (2014) - descreveram e discutiram o efeito das citocinas na formação de osteoclastos e na reabsorção óssea durante os movimentos dentários ortodônticos. Os resultados do estudo sugerem que a formação de osteoclastos e a reabsorção óssea são causadas por forças de stress dependentes de TNF-a- no ligamento periodontal. Durante o movimento ortodôntico dos dentes, várias citocinas são expressas no ligamento periodontal. Estudos demonstraram que citocinas inflamatórias como a IL-12 e o *IFN-Y* inibem fortemente a formação de osteoclastos e a movimentação dentária. O bloqueio do fator estimulador de colónias de macrófagos com um anticorpo anti-c-Fms também inibiu a formação de osteoclastos e a movimentação dentária.

Anand Kumar A., Saravanan K., Kohila K. e Sathesh Kumar S: (2015)[76] - estudaram que o movimento dentário devido ao tratamento ortodôntico é caracterizado por alterações de remodelação no ligamento periodontal, no osso alveolar e na gengiva. Estes fenómenos refletem-se no fluido crevicular gengival (GCF) dos dentes em movimento, com concentrações significativamente mais elevadas dos seus componentes, tais como citocinas, neurotransmissores, fatores de crescimento e metabolitos do ácido araquidónico. O GCF forma-se na linha da gengiva e pode ser descrito como um transudado ou exsudado. A análise dos componentes do FGC é um método não invasivo de estudar a resposta celular do periodonto subjacente. Clinicamente, o FGC pode ser facilmente recolhido utilizando anéis de platina, tiras de papel de filtro, lavagens gengivais e micropipetas. Vários biomarcadores do FGC estão implicados na remodelação óssea durante a OTM. Sugere-se que o conhecimento de todos os biomarcadores do FGC, que podem ser usados para marcar alterações em dentes submetidos a tratamento ortodôntico, pode ser clinicamente útil para fazer a escolha correta da carga mecânica, melhorando e encurtando a duração do tratamento e evitando efeitos secundários.

[77]Leethanakul C; Suamphan S; Jitpukdeebodintra S; Thongudomporn U et al (2016) - investigaram os efeitos da aplicação de estímulos vibratórios na secreção de interleucina (IL)-1b durante a distalização do canino superior. Estudo Split-Mouth-Design em 15 indivíduos (idade média de 22,9 anos; variação de 19-25 anos) cujos primeiros pré-molares bilaterais

foram extraídos do maxilar superior e cujos caninos foram então distalizados. No lado experimental, foi aplicada uma força leve (60 g) ao canino durante 3 meses, em combinação com estímulos vibratórios administrados com uma escova de dentes eléctrica 15 minutos por dia durante 2 meses; apenas foi aplicada uma força ortodôntica ao canino de controlo contralateral. O fluido gengival (GCF) foi recolhido das superfícies mesial e distal de cada canino em cada consulta mensal. Os níveis de IL-1b foram analisados através de um ensaio de imunoabsorção enzimática. Os movimentos do cão foram medidos todos os meses. Globalmente, foi observado um aumento da secreção de IL-1b nos pontos de pressão dos caninos experimentais em comparação com os caninos de controlo (média de 0,64 6 0,33 pg/ml versus 0,10 6 0,11 pg/ml, respetivamente (P<001). A amplitude cumulativa do movimento dentário foi maior nos caninos experimentais do que nos caninos de controlo (média, 2,85 6 0,17 mm vs 1,77 6 0,11 mm, respetivamente (P,< .001). A aplicação de estímulos vibratórios com uma escova de dentes eléctrica, combinada com uma força ortodôntica ligeira, demonstrou aumentar a secreção de IL-1b no FGC e acelerar o movimento dentário ortodôntico.

DISCUSSÃO

A movimentação dentária ortodôntica é um processo complexo que envolve um equilíbrio delicado entre a aposição e a reabsorção óssea, uma vez que as forças e os momentos são aplicados pelos fios e aparelhos aos dentes para os reposicionar nas arcadas dentárias, exigindo a coordenação precisa de um grande número de factores biológicos para que possa ocorrer uma remodelação óssea correta. [7]Storey verificou que uma certa quantidade de trauma está sempre associada mesmo às forças ortodônticas mais leves. [37]Forças mais leves são preferíveis para induzir uma resposta biológica adequada no periodonto para a reabsorção óssea frontal, já que forças mais fortes frequentemente causam necrose (hialinização) do PDL e reabsorção óssea subminor, e têm sido associadas à reabsorção radicular.

[612]Os estudos histológicos do movimento dentário efectuados por Sandstedt , Oppenheim e Schwarz colocaram a hipótese de que o dente se move no espaço periodontal criando um "lado de pressão" e um "lado de tensão". No lado da pressão, o PDL sofre uma desorganização e uma redução da produção de fibras, e a replicação celular diminui devido à vasoconstrição. No lado da tensão, a estimulação causada pelo estiramento dos feixes de fibras do PDL leva a um aumento da replicação celular, o que, por sua vez, leva a um aumento da atividade proliferativa e, em última análise, a um aumento da produção de fibras. [2]Schwarz insistiu ainda em correlacionar a reação dos tecidos à magnitude da força aplicada com a pressão sanguínea no leito capilar, e concluiu que as forças aplicadas no tratamento ortodôntico não devem exceder a pressão sanguínea no leito capilar (20-25 g/cm2 da superfície radicular). Se a pressão for muito alta, a compressão pode causar necrose tecidual por "asfixia periodontal estrangulada". A aplicação de forças maiores resulta no contacto físico entre os dentes e o osso, provocando reabsorção nas áreas de compressão e reabsorção ou hialinização que compromete os espaços medulares adjacentes.

[3]Baumrind testou a pertinência da hipótese pressão-tensão e considerou a PDL como um sistema hidrostático contínuo, sugerindo que qualquer força que lhe seja aplicada é transmitida uniformemente a todas as regiões. Baseou este conceito na lei de Pascal, uma lei física fundamental, e verificou que a presença de fibras na PDL não alterava o modo de ação desta lei, uma vez que existia simultaneamente um corpo contínuo de substância liquefeita do solo. Percebeu que a única parte do aparelho de suporte dentário em que poderiam ocorrer

pressões diferenciais, como as mencionadas na hipótese da tensão compressiva, era o osso sólido, o dente e as fracturas sólidas discretas no PDL. Assim, em 1969, ele propôs uma hipótese alternativa, conhecida como teoria da flexão óssea, segundo a qual as forças ortodônticas geralmente causam deformações no osso alveolar que são acompanhadas por alterações na PDL [37]

A sequência de eventos que ocorrem no nível microscópico quando a força ortodôntica é aplicada ao dente está ilustrada na Figura 1. [54,19]A alteração do fluxo sanguíneo leva a uma diminuição do teor de oxigénio na área comprimida e a um aumento do teor de oxigénio no lado da tração. Em segundo lugar, a flexão do osso e a deformação da estrutura cristalina geram um sinal piezoelétrico que pode ser descrito como um potencial bioelétrico sob a forma de uma pequena tensão eléctrica. Em terceiro lugar, neurotransmissores como a substância P, o polipéptido vasointestinal (VIP) e os péptidos relacionados com o gene da calcitonina são libertados em resultado da distorção física imposta pelas forças periféricas nos tecidos paradentários, como as fibras e as terminações nervosas. As células do PDL, como os fibroblastos, e as células ósseas, como os osteoblastos, têm receptores para estas substâncias e são altamente interactivas e interconectadas, proporcionando uma série de oportunidades para a transmissão de forças mecânicas, Estas interações conduzem a um aumento temporário dos níveis intracelulares de mensageiros secundários, como o monofosfato de adenosina cíclico (AMPc), o monofosfato de guanosina cíclico (GMPc), a inositol fosfatase 3 (IP3) e o cálcio. Os mensageiros secundários transmitem os sinais ao núcleo da célula através de uma série de cinases. No núcleo de cada célula, diferentes mensageiros são responsáveis por diferentes estruturas, síntese de proteínas e expressão de genes. Os factores de transcrição recentemente identificados para a expressão genética precoce imediata incluem C-fos, C-jun AP-1 mRNA, Egr-1, SP-1 fator de diferenciação do crescimento 9B e a proteína da matriz extracelular ácido gama-carboxiglutâmico (GLA). Os factores de transcrição parecem aumentar quando as células são expostas a estímulos mecânicos, citocinas e factores de crescimento. Estes factores de transcrição podem induzir a proliferação ou a diferenciação celular, levando à formação óssea osteoblástica, ou interações que levam à reabsorção óssea osteoclástica.

Os marcadores de inflamação são considerados uma medida substituta da inflamação, com um efeito local e sistémico. O movimento dentário ortodôntico está sempre associado a uma reação inflamatória aguda, caracterizada por vasodilatação periodontal e migração de leucócitos para fora dos capilares.

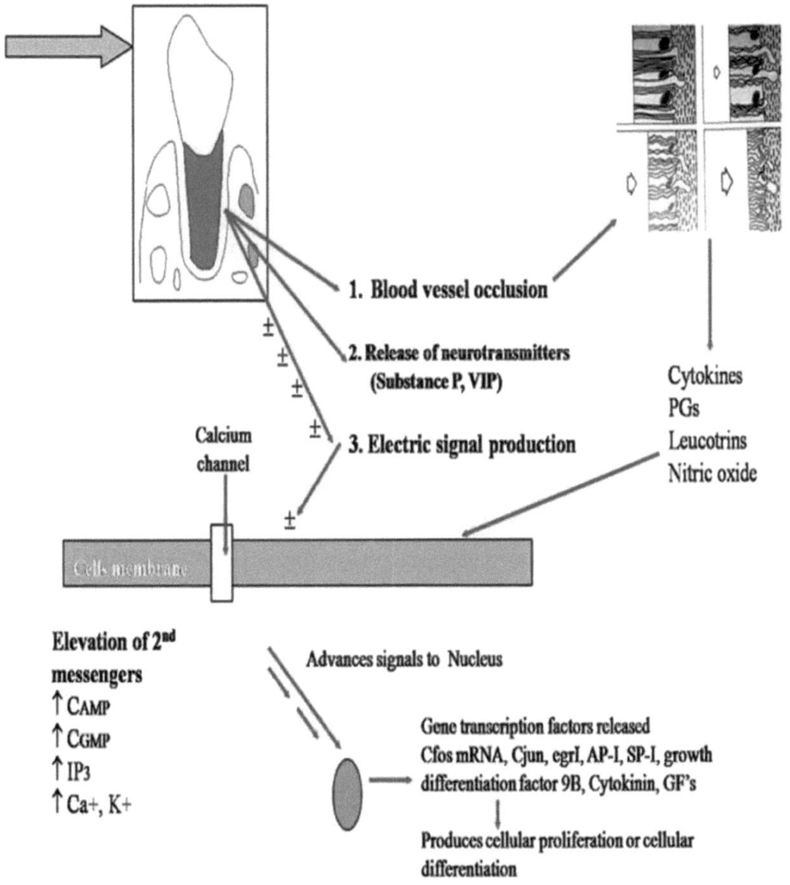

Cascade of histological events during orthodontic tooth movement

Estas células migratórias produzem vários mediadores inflamatórios, moléculas de sinalização bioquímica local, que interagem direta ou indiretamente com toda a população de células paradentárias nativas. [45]As alterações de remodelação no osso alveolar e no PDL induzem a produção de diferentes mediadores celulares ou enzimas que podem ser utilizados como biomarcadores para o tratamento ortodôntico.

Os meios comuns para estimar os níveis de marcadores de inflamação são o fluido crevicular gengival (GCF), a saliva e o sangue venoso ulnar: o sangue é o fluido corporal mais frequentemente analisado. As hemoculturas são particularmente dependentes do comportamento do médico (utilização de técnicas estéreis, número e momento das culturas, quantidade de sangue colhido) e do julgamento clínico (avaliação da probabilidade de bacteriemia antes do teste, previsão do agente patogénico envolvido, interpretação dos resultados). Uma vez que não existe um método independente "padrão de ouro" para avaliar os marcadores inflamatórios, a sensibilidade e a especificidade só podem ser determinadas de forma aproximada. A sensibilidade pode ser maximizada através da realização de múltiplas culturas com, pelo menos, 10 ml de sangue por série. A especificidade pode ser maximizada aderindo estritamente a técnicas assépticas e exigindo que várias séries sejam positivas para que a série seja considerada positiva, se os agentes patogénicos esperados forem também contaminantes comuns.

O FGC tem sido utilizado como meio de recolha para muitos estudos no domínio da saúde dentária, uma vez que o volume e a composição do FGC são modificados por diferentes moléculas que atravessam o epitélio sulcular da gengiva e encontram o seu caminho para o FGC. O FGC forma-se na linha da gengiva e pode ser descrito como transudado ou exsudado. A taxa de fluxo depende do grau de inflamação da gengiva e, nos casos em que a inflamação parece ser mínima, foi registada uma taxa de 0,05 a 0,20 μi por minuto. O fluxo total de fluido situa-se entre 0,5 e 2,4 ml por dia. O FGC é normalmente utilizado em estudos ortodônticos e periodontais, uma vez que não é invasivo e pode ser facilmente recolhido repetidamente do mesmo local utilizando anéis de platina, tiras de papel de filtro, lavagens gengivais e micropipetas. O fluido é utilizado para analisar vários marcadores bioquímicos, tais como a produção de prostaglandinas e a ação de diferentes factores extracelulares e intracelulares, como a IL-1, a IL-6, o TNF-a, os factores de crescimento epidérmico, a microglobulina, a catepsina, a aspartato aminotransferase, a fosfatase alcalina e a lactato desidrogenase. No entanto, os marcadores do FGC apresentam uma série de deficiências, tais como tempos de recolha longos, ligeira sensibilidade à contaminação, elevada viscosidade, precisão questionável, etc. A saliva como meio de diagnóstico foi negligenciada até há pouco tempo. Atualmente, é cada vez mais utilizada para diagnosticar o vírus HIV, tumores orofaciais e sistémicos, doenças cardiovasculares e substâncias que causam dependência. O papel dos biomarcadores salivares na doença e na saúde é frequentemente estudado, e os componentes da saliva actuam como um "espelho da saúde do corpo". A base da saliva é o fluido intersticial dos capilares sanguíneos, que entra no corpo através dos canais das glândulas salivares, onde é transformado de fluido isotónico em fluido hipotónico. As glândulas salivares são inervadas pelo sistema nervoso autónomo, sendo o centro salivar o núcleo salivar localizado na medula oblonga, com um centro de controlo no hipotálamo. Atualmente, os biomarcadores salivares estão a tornar-se mais populares do que os marcadores do FGC, uma vez que são baratos, não invasivos, fáceis de utilizar e fáceis de recolher, armazenar e enviar, uma vez que não coagulam. [59,67]Uma das principais desvantagens da utilização da saliva como meio é a quantidade reduzida de analitos informativos presentes no soro, sendo comum a diluição dos biomarcadores.

[10]Pepys e Baltz descreveram pela primeira vez a PCR como um marcador de inflamação que indica inflamação e danos nos tecidos. É um componente essencial da resposta inflamatória aguda, com várias vias de ativação desencadeadas por diferentes estímulos inflamatórios, como o trauma, a infeção e a hipoxia. [6,15]Os níveis de proteína C-reactiva são utilizados como ferramenta de decisão no diagnóstico, monitorização e tratamento de processos inflamatórios e doenças associadas. A PCR liga-se à fosfocolina, que é expressa na superfície de células e bactérias mortas ou moribundas. [59]Isto ativa o sistema do complemento e promove a fagocitose pelos macrófagos, que eliminam as células necróticas e apoptóticas e as bactérias. O resultado é uma fase aguda durante a qual aumenta a concentração de IL-6, produzida tanto pelos macrófagos como pelos adipócitos em resposta a uma multiplicidade de condições inflamatórias agudas e crónicas, tais como infecções bacterianas, virais ou fúngicas, doenças reumáticas e outras doenças inflamatórias, doenças malignas e danos e necrose dos tecidos. Estas condições levam à libertação de interleucina-6 e outras citocinas, que desencadeiam a síntese de PCR e fibrinogénio. [26]Pajkrt e Manten verificaram que os marcadores inflamatórios actuam local e sistemicamente com funções sobrepostas. [38]Noack et al relacionaram o estado periodontal dos adultos com a PCR circulante e registaram uma relação significativa entre a gravidade da periodontite e a PCR circulante. [52]DeFerranti e Rifai documentaram que a PCR elevada é um fator de previsão independente de eventos cardiovasculares adversos em adultos. Os níveis elevados de PCR estão associados a um risco três vezes maior de enfarte do miocárdio e a um risco duas vezes maior de acidente vascular cerebral isquémico. [22]Ridker et al. demonstraram que a PCR é o preditor individual mais forte de doenças cardiovasculares em indivíduos aparentemente saudáveis e reconheceram que as placas ateroscleróticas estão presentes nos seres humanos a partir da segunda década de vida e que se pensa que a PCR, o TNF-a e a IL-6 estão intimamente ligados a diferentes fases da formação da placa aterosclerótica.

[27]Okada et al. descobriram que a IL-6 regula as respostas imunitárias nos locais de inflamação e estimula a formação de osteoclastos e a atividade de reabsorção óssea. [2049]Uematsu et al. ; Basaran et al. colocaram a hipótese de a IL6 ser responsável pela

regulação positiva da PCR, pelo que seria de esperar um aumento da IL-6 seguido de um aumento da PCR. [28]Macy et al. concluíram que é difícil traçar uma linha exacta entre valores "normais" e "anormais" de PCR, TNF-a ou IL-6. No entanto, no caso da PCR, a investigação demonstrou que valores de cerca de 3 mg/ml ou menos representam valores verdadeiramente normais ou seguros, enquanto valores de PCR superiores a 10 mg/ml reflectem estados inflamatórios clinicamente significativos.

[34]As prostaglandinas são sintetizadas a partir de ácidos gordos essenciais com 20 carbonos por um complexo enzimático microssomal (PG-prostangladina sintetase) presente nos tecidos dos mamíferos. No ser humano, o precursor mais comum é o ácido araquidónico, que se encontra nos fosfolípidos da membrana das células. O ácido araquidónico pode ser libertado por fosfolipases activadas por lesões celulares diretas ou por perturbações não destrutivas da membrana, quer sejam físicas, químicas, hormonais ou neuro-hormonais. As prostaglandinas podem também ser consideradas como hormonas locais que coordenam os efeitos de outras hormonas que desencadeiam a síntese de PGE2. Actuam através de receptores ligados a proteínas G para desencadear os seus efeitos celulares.[35] Classicamente, as prostaglandinas são um dos principais mediadores da inflamação, provocando um aumento do AMPc intracelular e a acumulação de cálcio pelas células monocíticas, o que modula e ativa a atividade osteoclástica. É de salientar que o aumento do AMPc não é apenas influenciado pela PGE2, mas também pela substância P, VIP, peptídeos relacionados com o gene da calcitonina e muitos outros.

[8]Klein e Raisz referiram pela primeira vez em 1970 que os PGs promovem a reabsorção óssea actuando sobre os osteoclastos. Desde então, a atenção mundial tem-se centrado nos efeitos dos PGs no tecido ósseo. [9]Yamazaki, Miura e Suda estudaram os efeitos das PGs no encurtamento do período de movimentação dentária e descobriram que o número de osteoclastos aumentou em ratos em resposta a injecções locais de PGE1 ou PGE2 (10 lig) no osso alveolar durante a movimentação dentária experimental. [9]Yamazaki et al. relataram clinicamente uma aceleração do movimento dentário através da injeção local de PGE1 (10 lig) no tecido subgengival bucal-cervical dos dentes dos pacientes. [11]Yamasaki et al. relataram que a colagem de PGF2a na mucosa bucal do paciente acelerou a movimentação dentária e aliviou a dor durante o processo.

[44]Lee et al. apresentaram duas teorias sobre o mecanismo da atividade osteolítica dos osteoclastos. Ambas as teorias referem-se à atividade de reabsorção óssea dos osteoclastos. [9]Outras teorias foram propostas por Yamazaki e colaboradores, que estudaram o papel das

PGs na reabsorção óssea associada aos movimentos dentários ortodônticos. Em todos esses estudos, foram utilizadas PGE1, PGE2 e PGF2a administradas localmente. [33]Raisz et al. adicionaram diferentes PGs ao meio de cultura de osso longo fetal de rato e descobriram que o efeito de promover a reabsorção óssea foi maior com PGE1 e PGE2. Se os efeitos destas duas prostaglandinas forem estimados em 100%, os efeitos comparáveis da PGI2, PGF2a e PGA2 foram de 10, 4 e 1%, respetivamente. Por conseguinte, apenas a PGE1 e a PGE2 são consideradas eficazes na promoção da reabsorção óssea.

As citocinas são factores solúveis envolvidos principalmente nas actividades coordenadas das células osteogénicas e estão presentes em concentrações nanomolares a picomolares. Regulam a proliferação, a diferenciação e a maturação da maior parte das células do organismo. Ao contrário das hormonas, que são armazenadas para posterior secreção, as citocinas são geralmente sintetizadas rapidamente a nível local e segregadas imediatamente após estimulação. Quando as duas células comunicantes estão muito próximas, a rapidez da síntese e da secreção pode dificultar a deteção das citocinas. As citocinas são frequentemente descritas como pleiotrópicas, porque podem produzir uma multiplicidade de efeitos, dependendo do tipo de célula-alvo. Algumas citocinas podem desencadear efeitos agonistas ou antagonistas na mesma célula-alvo, dependendo dos factores que as rodeiam. [64,42]Para além do pleiotropismo que podem apresentar, as citocinas têm frequentemente actividades biológicas que se sobrepõem e podem mesmo utilizar os mesmos receptores. Assim, enquanto moléculas de sinalização parácrina ou autócrina, as citocinas podem, juntamente com outras moléculas de sinalização sistémica e local, induzir a síntese e a secreção de numerosas substâncias pelas suas células-alvo, incluindo prostaglandinas, factores de crescimento e citocinas. [34, 43]As citocinas dividem-se em pró-inflamatórias e anti-inflamatórias. As citocinas pró-inflamatórias são produzidas principalmente por macrófagos activados e estão envolvidas na regulação positiva das reacções inflamatórias. [75]Kitaura et al. demonstraram que determinadas citocinas pró-inflamatórias, como a IL-IB, a IL-6 e o TNF-a, estão envolvidas no aparecimento da dor patológica. As citocinas são proteínas de sinalização extracelular que actuam em células-alvo próximas em concentrações mais baixas de uma forma autócrina ou parácrina na comunicação célula-célula.

As citocinas que influenciam o metabolismo ósseo e, por conseguinte, o movimento dentário ortodôntico incluem a interleucina 1 (IL-1), interleucina 2 (IL-2), interleucina 3   (IL-3), Interleucina 6 (IL-6), interleucina 8 (IL-8), fator de necrose tumoral alfa (TNF), interferão gama (IFNy) e fator de diferenciação dos osteoclastos (ODF) [10, 13].

A família das citocinas inclui a IL-1, os factores de necrose tumoral, os factores estimuladores de colónias e os factores de crescimento. As citocinas conhecidas com efeitos demonstrados na remodelação óssea são a IL-1 Ip, a IL-6, o TNF-alfa (TNF-a), o GM-CSF e o M-CSF.[51] Estas citocinas demonstraram estimular a reabsorção óssea e induzir a proliferação de osteoclastos. A IL-1 в atrai leucócitos, estimula a proliferação de fibroblastos e promove a reabsorção óssea; a IL-2 está associada a osteoclastos activos; a IL-6 induz a osteoclastogénese e a reabsorção óssea osteoclástica. [51-53.54-56]Estudos in vivo e in vitro demonstraram um aumento de IL-1 a, IL-1 в e IL-6 após a aplicação de uma força mecânica. O TNF-a estimula a reabsorção óssea e a replicação das células ósseas. O M-CSF é o agente mais eficaz para estimular as células da medula óssea a produzir osteoclastos.

Os factores de crescimento são também libertados pela PDL e pelas células ósseas durante a inflamação e a reparação. Outra teoria é que os factores de crescimento podem ser segregados e armazenados pelas células ósseas (na matriz ligada). [57]É também provável que sejam libertados e activados durante a reabsorção óssea. Estes incluem o FGF, IGF-I, IGF-II, TGF-в, PDGF e BMPs. O FGF estimula a replicação de populações de osteoblastos e de progenitores. O PDGF desempenha um papel na cicatrização de feridas. O IGF aumenta a síntese de colagénio tipo 1 e de matriz pelos osteoblastos. O TGF inibe os osteoclastos e promove a produção de PG. As BMPs estão agora a mostrar resultados promissores na reconstrução periodontal do tecido PDL. Foi demonstrado que a BMP-2 estimula os progenitores mesenquimatosos a diferenciarem-se em osteoblastos e condrócitos. Também se demonstrou que a BMP-2 estimula os osteoprogenitores (células ROB - C 26 (C26)) a diferenciarem-se em osteoblastos mais maduros.[58]

A mais eficaz destas citocinas é a IL-1, que estimula diretamente a função dos osteoclastos através do recetor de tipo 1 da IL-1 expresso pelos osteoclastos. A secreção de IL-1 é desencadeada por uma variedade de estímulos, incluindo neurotransmissores, produtos bacterianos, outras citocinas e forças mecânicas. A IL-1 tem duas formas que codificam genes diferentes. Foi referido que estas interleucinas têm efeitos biológicos semelhantes, tanto sistémicos como locais.

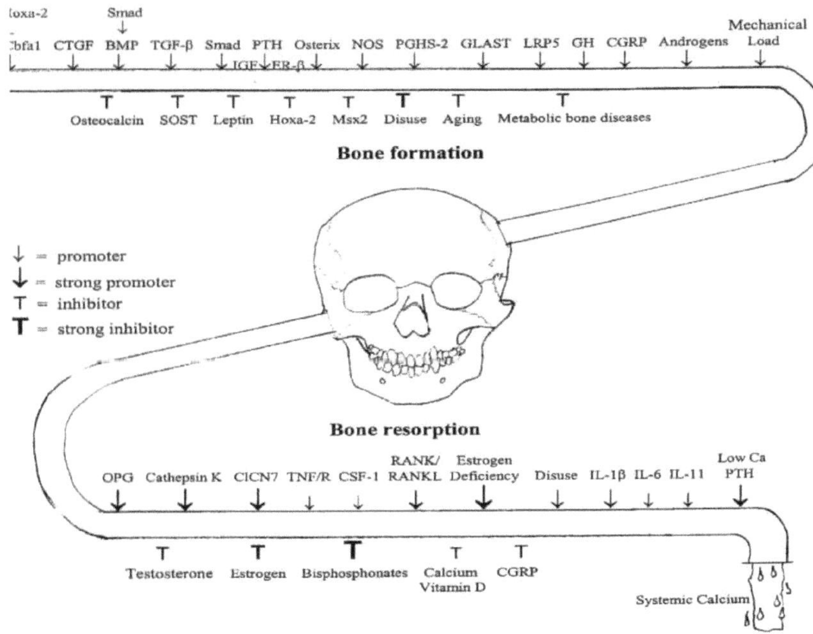

Fig. 2 Determinantes da homeostase esquelética e das alterações ósseas na OTM.
BMP - Proteína morfogenética óssea ;
Fator de transcrição *Cbfa1* , o primeiro marcador da osteogénese;
Péptido ligado ao gene da calcitonina RGC ;
ClCN, canal de cloreto; *CSF-1,* fator estimulador de colónias 1 ;
CTGF - fator de crescimento do tecido conjuntivo; *ER* - recetor de estrogénio beta;
GH, hormona do crescimento; *GLAST,* transportador de glutamato/aspartato;
Gene Hoxa-2-Homeobox; fator de crescimento *semelhante à insulina IGF* ;
IL-1, Il-6, Il-11 - interleucinas; *leptina,* hormona do sistema nervoso central ;
LRP5 - Proteína relacionada com o recetor 5 da lipoproteína de baixa densidade;
Msx-2- gene homeobox; *NOS,* óxido nítrico sintase ;
OPG - Osteoprotegerina; *Osteocalcina,* fator de transcrição ;
Fator de transcrição Osterix que promove a diferenciação dos osteoblastos;
PGHS-2- Prostaglandina G/H sintetase ;
PTH - Hormona paratiroideia ;
Ativador e ligando do recetor do fator nuclear kappa-b RANK/RANKL ;
Moléculas de sinalização *Smad-citoplasmáticas* ;
SOhb ST gene para esclerostina ;
TGF- fator de crescimento transformador da família beta ;
TNF/R- Fator de necrose tumoral e recetor.

Estes efeitos incluem a atração de leucócitos e a estimulação de fibroblastos, células endoteliais, osteoclastos e osteoblastos para promover a reabsorção óssea e inibir a formação óssea. Os osteoblastos são células-alvo da IL-1, que, por sua vez, sinaliza aos osteoclastos para reabsorverem o osso. A IL-ïʙ, uma importante forma fisiológica de IL-1, é secretada principalmente por monócitos e parcialmente por macrófagos, células endoteliais, fibroblastos e células epidérmicas. Esta secreção é activada por vários estímulos. Todos estes estudos demonstraram que os estímulos mecânicos activam a libertação de citocinas inflamatórias. Além disso, verificou-se que a IL-Iʙ aumenta a produção da substância P e da prostaglandina E2 (PGE2) em várias células neuronais e gliais. A IL-1ra, um antagonista específico do recetor de IL-1, liga-se competitivamente ao mesmo recetor que a IL-Iʙ, mas não transmite um sinal celular, bloqueando assim as alterações celulares mediadas pela IL-ïʙ. [77] A estimulação vibratória por uma escova de dentes eléctrica aumentou a taxa de movimento dentário ortodôntico, acelerando a remodelação óssea periodontal e alveolar, aumentando a secreção de IL-1 ʙ no GCF e acelerando o movimento dentário ortodôntico. Foi demonstrado que a administração de IL-1ra e de outras citocinas anti-inflamatórias pode prevenir ou atenuar a inflamação mediada por citocinas. A IL-2 é uma citocina produzida pelas células T helper-1. Esta citocina estimula os macrófagos, as células assassinas naturais e a proliferação das células T, que medeiam a resposta imunitária celular, e é considerada uma citocina pró-inflamatória. A IL-2 também tem sido associada à estimulação da atividade dos osteoclastos durante a reabsorção óssea. As concentrações de IL-2 no soro de pacientes com periodontite são elevadas em comparação com as de indivíduos saudáveis. Devido às suas propriedades biológicas, a IL-2 tem sido proposta como um marcador útil da atividade inflamatória.

[1720]Grieve et al. Uematsu et al. salientaram a influência da IL-6 na atividade osteoblástica e osteoclástica, que desempenha um papel crucial na remodelação óssea ortodôntica. De facto, a IL-6 pode desencadear simultaneamente sinais osteoclásticos e osteoblásticos numa célula alvo através do seu complexo recetor. Foi demonstrado que os níveis de IL-6 atingem um pico após 24 horas durante o movimento dentário ortodôntico. Os níveis de dois potentes mediadores da reabsorção óssea, prostaglandina E (PGE) e interleucina-ïʙ (IL-ïʙ), aumentaram dentro de 24 horas após o movimento dentário ortodôntico e retornaram aos níveis basais após 7 dias.

As citocinas anti-inflamatórias são uma série de moléculas imunoreguladoras que controlam a resposta pró-inflamatória das citocinas. As citocinas interagem com inibidores específicos de citocinas e receptores solúveis de citocinas para regular a resposta imunitária humana. O seu papel fisiológico na inflamação e o seu papel patológico nas condições inflamatórias sistémicas são cada vez mais reconhecidos. As principais citocinas anti-inflamatórias incluem o antagonista do recetor da interleucina (IL)-1, a IL-4, a IL-10, a IL-11 e a IL-13. Os receptores específicos de citocinas para IL-1, TNF-a e IL-18 também actuam como inibidores de citocinas pró-inflamatórias. De todas as citocinas anti-inflamatórias, a IL-10 é uma citocina com potentes propriedades anti-inflamatórias que suprime a expressão de citocinas inflamatórias como o TNF-a, a IL-6 e a IL-1 por macrófagos activados. Além disso, a IL-10 pode aumentar a regulação das anti-citocinas endógenas e diminuir a regulação dos receptores de citocinas pró-inflamatórias. Desta forma, pode contrariar a produção e a função das citocinas pró-inflamatórias a vários níveis.

A IL-8 é uma potente citocina pró-inflamatória que desempenha um papel fundamental no recrutamento e ativação de neutrófilos durante a inflamação. [35]É secretada principalmente por monócitos e desempenha um papel importante na regulação da reabsorção óssea alveolar durante o movimento dentário, actuando precocemente na resposta inflamatória.

[3144]Tzannetou et al. Lee et al. utilizaram forças mais baixas e mais altas em molares do maxilar superior e observaram concentrações mais altas de IL-1 em ambos os níveis de força. Também mostraram que as concentrações médias de IL-1 aumentaram nas primeiras 24 horas após forças contínuas e interrompidas. Todos estes estudos examinaram o FGC durante períodos mais curtos do que o presente estudo. Verificaram que é principalmente durante as primeiras 24 horas que os níveis de citocinas aumentam, sendo depois atingido um equilíbrio superior aos níveis iniciais.

[46]Iwasaki et al. encontraram uma correlação positiva com o rácio ILie:antagonista do recetor de IL-1. Levantaram a hipótese de que a velocidade do movimento dentário estava ligada ao stress e ao polimorfismo do grupo de genes IL-1. A interlucina-6 e o fator estimulador de colónias de granulócitos-macrófagos (GMCSF) mostraram uma reatividade mais baixa nos adultos do que nos adolescentes. [3616]Davidovitch e Saito et al. demonstraram um aumento significativo na intensidade da coloração para IL-1 e TNF-a nas células do PDL e do osso alveolar durante a OTM em gatos. A expressão do RNA mensageiro de IL1 в e IL6 foi maior em dentes de gatos com lesões osteoclásticas reabsortivas felinas do que em dentes normais. [36]Alhashimi et al. verificaram que as injecções intraperitoneais de receptores solúveis de IL1 resultaram numa redução de 50% na velocidade do dente.

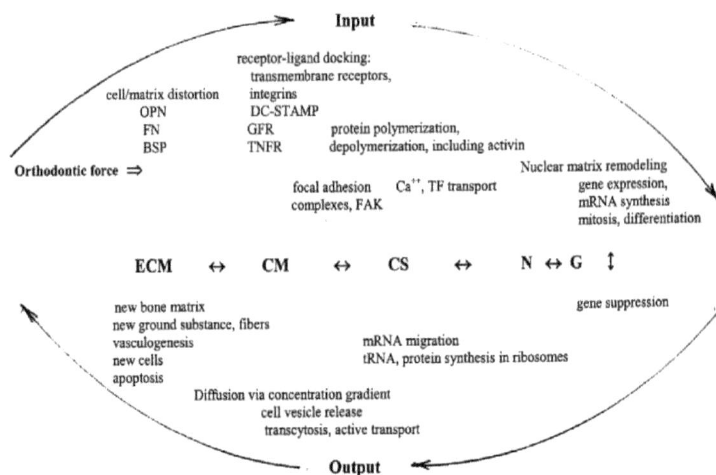

Fig. 3 Comunicação recíproca induzida por força mecânica entre 5 microambientes OTM.

BSP - sialoproteína óssea ;
Cálcio sem Ca ;
Membrana celular CM ;
CS- Citoesqueleto ou rede de proteínas citoplasmáticas ;
DC-STAMP- proteína transmembranar específica das células dendríticas ;
ECM - matriz extracelular ;
FAK - quinase de adesão focal ;
FN - fibronectina ;
Genoma *G,*
GFR - Recetor do fator de crescimento ;
RNA mensageiro *Mrna* ;
Proteínas da matriz nuclear N ;
OPN-Osteopontina ;
TF - fator de transcrição ;
TNFR - Recetor do fator de necrose tumoral ;
tRNA - RNA de transferência.

[31]Iwasaki et al. também verificaram que os polimorfismos do gene IL-1 beta humano estão relacionados à velocidade de movimentação dentária. Também foi encontrada uma redução significativa no número de células TRAP-positivas nas superfícies óssea e radicular, fornecendo evidências do papel da IL-1 e do TNF-a na movimentação ortodôntica dos dentes.

[20]Uematsu et al. verificaram que vários mediadores celulares, tais como IL-1, IL-6, TNF-a, factores de crescimento epidérmico, microglobulina e TGF, estavam aumentados no FGC durante o tratamento ortodôntico. [174412]Grieve et al. e Lee et al. relataram resultados semelhantes para PGE2 e IL-1 e Lowney et al. para TNF-a. [42]Mais recentemente, Serra et al. observaram um aumento da atividade da lactato desidrogenase no FGC após a aplicação de

forças ortodônticas e propuseram-na como um marcador sensível do metabolismo periodontal. [36]Alhashimi et al. estudaram o papel do IFN γ durante a remodelação óssea no contexto da movimentação dentária ortodôntica. O IFN γ é mais conhecido como um potente desencadeador de antigénios do complexo principal de histocompatibilidade nos macrófagos, que é um marcador precoce da ativação imunitária durante a inflamação. Também desencadeia a síntese de outras citocinas, como a IL-1 e o TNF-a. Estas citocinas têm demonstrado induzir a produção de óxido nítrico, um fator de acoplamento osteoclastos-osteoblastos potencialmente importante, e parece que o IFN y pode induzir a reabsorção óssea por apoptose de células T efectoras durante o tratamento ortodôntico.

[53]Karacaya S et al. levantaram a hipótese de que o TNF-a é um mediador típico da resposta inflamatória envolvida no processo de reabsorção óssea e que está localmente elevado em resposta às forças ortodônticas. Desempenha um papel importante no mecanismo que controla o aparecimento de osteoclastos nos locais de compressão. [18]Lowney et al. demonstraram um aumento do TNF-a, que se deve às forças ortodônticas. Esta citocina é produzida principalmente por monócitos e macrófagos activados, mas também por osteoblastos, e tem demonstrado ativar a reabsorção óssea osteoclástica. [3616]Alhashimi et al. Saito et al. encontraram níveis elevados de citocinas inflamatórias, tais como interleucina-1 (IL-1), IL-2, IL-3, IL-6, IL-8, fator de necrose tumoral-a (TNFa), interferão-y (IFNy) e fator de diferenciação dos osteoclastos no fluido gengival do cancro que envolve os dentes móveis. O papel das citocinas durante a movimentação dentária não é claro. Foi sugerido que as citocinas e outros marcadores inflamatórios, como a prostaglandina E2, podem ativar a remodelação óssea, que se caracteriza pela reabsorção óssea na região de compressão e pela acumulação óssea na região de tensão do ligamento periodontal (PDL). Isto é consistente com estudos anteriores que demonstraram que a lesão óssea que induz a libertação de citocinas leva a uma aceleração da renovação óssea e a uma diminuição da densidade óssea regional.

[2049]Uematsu et al. Basaran et al. descobriram um possível mecanismo através do qual as citocinas inflamatórias podem influenciar a remodelação óssea, recrutando precursores de osteoclastos da corrente sanguínea, maturando-os e activando-os. Numerosas citocinas que promovem a formação e ativação de osteoclastos, tais como IL-1, IL-6 e TNF-a, também foram detectadas no fluido intersticial durante os movimentos dentários ortodônticos. O efeito da expressão de citocinas na remodelação óssea é importante porque a taxa de movimento dentário está correlacionada com a eficiência da remodelação óssea no processo alveolar. Estudos em ratinhos knock-out sem receptores de TNF-a mostraram um movimento dentário mais lento em resposta a forças ortodônticas.

[47]Tuncer et al. estudaram os osteoclastos, que são derivados de células estaminais hematopoiéticas e controlam a reabsorção óssea. Foram identificados dois factores que influenciam a formação de osteoclastos maduros. O primeiro fator é o ativador do recetor do ligando NF-kB (RANKL, também conhecido como fator de diferenciação dos osteoclastos (ODF), ligando da osteoproteína (OPGL) ou citocina induzida pela ativação relacionada com o TNF-a- (TRANCE)), e o segundo fator é o fator estimulador das colónias de macrófagos (M-CSF), que é essencial para a proliferação e diferenciação dos precursores dos osteoclastos. Os ratinhos osteopetróticos que não possuem M-CSF apresentam uma ausência de desenvolvimento de osteoclastos. Foi relatado que o TNF-a medeia a formação de osteoclastos in vitro e in vivo. O recrutamento de osteoclastos induzido pelo TNF-a é provavelmente de importância fundamental na patogénese das doenças inflamatórias. O TNF-a é uma causa conhecida da artrite reumatoide, da doença periodontal e da osteoporose pós-menopáusica. O TNF-a pode desencadear reacções biológicas através de dois receptores de superfície celular: o recetor TNF tipo 1 (TNFR1) e o recetor TNF tipo 2 (TNFR2). Cada recetor transmite sinais intracelulares diferentes. A análise de ratinhos deficientes em TNFR1 e TNFR2 revelou que o TNFR1 induz a diferenciação dos osteoclastos, enquanto o TNFR2 inibe a diferenciação dos osteoclastos. O papel da sinalização do TNF-a na formação de osteoclastos permanece mal compreendido e são necessários mais estudos para clarificar a relação entre o TNF-a e a diferenciação dos osteoclastos.

A mieloperoxidase (MPO) é uma enzima presente nos grânulos dos neutrófilos polimorfonucleares (PMN) e pode ser utilizada para estimar o número de grânulos de PMN nos tecidos.

[76]A atividade média da MPO aumentou no FGC e na saliva de pacientes ortodônticos 2 horas após a ativação do aparelho, podendo ser um bom biomarcador para avaliar a inflamação durante os movimentos ortodônticos.

[40]Sugiyama et al. relataram um aumento na quantidade de catepsina B no FGC e sugeriram que ela estava envolvida na degradação da MEC. [41]Apajalahti et al. encontraram uma quantidade significativamente maior de MMP-8 no FGC após a aplicação de força ortodôntica por 4 a 8 horas. Os autores levantaram a hipótese de que o aumento da expressão e ativação da MMP-8 no FGC reflectia a intensificação das alterações de remodelação

periodontal após a aplicação de forças ortodônticas. Concluíram que a presença de tais marcadores no FGC poderia ser útil na identificação das actividades de remodelação óssea durante o tratamento ortodôntico. O FGC pode, portanto, ser considerado uma área promissora e poderosa para futuras pesquisas, uma vez que esses estudos já começaram a fornecer uma visão sobre os aspectos temporais dos processos de reabsorção e formação nos tecidos paradentários durante o tratamento ortodôntico.

Além disso, citocinas como a IL-6 e o TNF-a produzidas na gengiva podem entrar na corrente sanguínea e estimular os hepatócitos do fígado a produzir proteína C-reactiva (PCR), que é um biomarcador de inflamação sistémica de baixo grau. [57]Citocinas inflamatórias como a IL-6 e o TNF-a, que estão envolvidas na remodelação óssea e periodontal, foram quantificadas no fluido salivar de pacientes submetidos a tratamento ortodôntico.

[48]D'Aiuto et al. estudaram as concentrações de marcadores inflamatórios circulantes durante um período de 30 dias após a terapia periodontal intensiva e descobriram que a terapia despoletou uma resposta inflamatória moderada que durou uma semana, mas que as concentrações de marcadores inflamatórios voltaram ao normal após 30 dias. Nesta experiência, o potencial dano tecidular foi mais subtil do que na terapia periodontal intensiva. Se houvesse uma resposta imunitária, esta seria esperada após um atraso inicial, de modo a que as alterações inflamatórias locais pudessem ser induzidas pelo cenário de pressão/tensão resultante. Ao recolher amostras de sangue uma semana após a consulta de rotina do sujeito, esperava-se estar dentro da janela de ativação.

Dado que o modelo ortodôntico é um processo não relacionado com a placa bacteriana e não com a doença, podemos assumir que o aumento dos mediadores inflamatórios é uma alteração biológica nos tecidos profundos. É importante mencionar que a inflamação é uma "faca de dois gumes". Ela pode funcionar a nosso favor, acelerando a remodelação óssea e a movimentação dentária, mas, se não for controlada, também pode ter um efeito destrutivo sobre o periodonto e a estrutura dentária.

Este LD efectuou um estudo aprofundado dos marcadores inflamatórios e verificou que está bem documentado que os movimentos dentários ortodônticos são mediados por mediadores inflamatórios.

Conclusão

- As forças ortodônticas desencadeiam uma reação inflamatória asséptica.

- Nas fases iniciais do movimento dentário, verifica-se um aumento da permeabilidade vascular e da infiltração celular de leucócitos.

- As células imunes migratórias, bem como as células nativas, como os fibroblastos e os osteoblastos, produzem citocinas inflamatórias, que incluem factores derivados de linfócitos e monócitos, factores estimuladores de colónias, factores de crescimento e factores quimiotácticos.

- Concentrações elevadas de citocinas inflamatórias, tais como interleucina-1 (IL-1), IL-2, IL-3, IL-6, IL-8, fator de necrose tumoral-a (TNFa), interferão-Y (IFNy) e fator de diferenciação de osteoclastos, bem como citocinas que promovem a formação e ativação de osteoclastos, tais como IL-1, IL-6 e TNF-a, encontram-se no fluido do supositório durante os movimentos dentários ortodônticos.

- As lesões ósseas desencadeiam a libertação de citocinas, que aceleram a renovação óssea e reduzem a densidade óssea regional.

- As citocinas e outros marcadores inflamatórios activam a remodelação óssea, caracterizada pela reabsorção óssea na zona de compressão e pela aposição óssea na zona de tensão do ligamento periodontal (PDL), através do recrutamento, maturação e ativação de precursores de osteoclastos a partir da corrente sanguínea.

- O efeito da expressão de citocinas na remodelação óssea é importante porque a taxa de movimentação dentária está correlacionada com a eficiência da remodelação óssea no processo alveolar.

Bibliografia

1. ***Oppenheim A****.* Alterações nos tecidos, especialmente no osso, associadas ao movimento dentário. Am J Orthod.1911;3:57-67.

2. ***Preto AM.*** Alterações dos tecidos durante os movimentos dentários ortodônticos. Int J Orthod.1932;18:331-52.

3. ***Baumrind S****.* Uma reconsideração das propriedades da hipótese da tensão de pressão. Am J Orthod.1969;55:12-22.

4. ***Thilander B, Rygh P, Reitan K****.* Reação dos tecidos em ortodontia. In: Graber TM, Varnarsdall RL, eds. Orthodontics. Princípios e técnicas actuais. 3ª edição. St. Louis, Mo: Mosby; 2000:117-192

5. ***Basaran G, Ozer T, Kaya F A, Hamamci O****:* .Interleukin-1 and Tumor Necrosis Fator a- Levels in the Human Gingival Sulcus during Orthodontic Treatment. Angle Orthod.2006:76(50)386-92.

6. ***Sandstedt C****.* Algumas contribuições para a teoria da regulação dentária. Nord Tandlaeg Tidskr.1904;5:236-56.

7. ***Storey E, Smith R****.* Force in Orthodontics and its relation to tooth movement (Força em Ortodontia e sua relação com o movimento dentário). Aust Dent J.1952;56:11-8.

8. ***Klein DC, Raisz LG****.* Prostaglandinas: estimulação da reabsorção óssea em cultura de tecidos. Endokrinologie 1970;86:1436-40.

9. ***Yamasaki K, Miura F, Suda T****.*Prostaglandin as a mediator of bone resorption triggered by experimental tooth movements in rats. J Dent Res.1980;59(10):1635-42.

10. ***Pepys M B, Baltz M L****.* Acute phase proteins, in particular C-reactive protein and related proteins (pentaxins) and serum amyloid A protein. Advances in Immunology. 1983;34 : 141-212

11. ***Yamasaki K, Shibata Y, Imai S, Tani Y, Shibasaki Y, Fukuhara T****.* Uso clínico da prostaglandina E1 (PGE1) na movimentação dentária ortodôntica. Am J Orthod Dentofacial Orthop. 1984:85:508-18.

12. ***Chumbley AB, Tuncay OC:*** O efeito da indometacina (um medicamento semelhante à aspirina) na taxa de movimentação dentária ortodôntica. Am J Orthod Dentofacial

Orthop. 1986;89:312-4.

13. **Rygh P, Bowling K, Hovlandsdal L e Williams S**: Ativação do sistema vascular. Am J Orthod Dentofacial Orthop. 89:453-468, 1986.

14. **Green DD, Hembry RM, Atkinson SJ, Reynolds JJ e Meikle MC**: Imunolocalização de colagenase e TIMP (Tissue Inhibitor of Metalloproteinases) em articulações fibrosas mecanicamente deformadas. Am J Orthod Dentofacial Orthop .1990;97:281-8.

15. **Lee W**: Um estudo experimental do efeito da administração de prostaglandina no movimento dentário, com particular referência à relação com o método de administração de PGE1. Am J Orthod Dentofacial Orthop. 1990;98:231-41.

16. **Saito M, Saito S, Ngan PW, Shanfeld J, Davidovitch Z**: A interleucina-1 beta e a prostaglandina E estão envolvidas na resposta das células periodontais ao stress mecânico in vivo e in vitro. Am J Orthod Dentofacial Orthop.1991;99:226-40.

17. **Grieve WG III, Johnson GK, Moore RN, Reinhardt RA, DuBois LM**: Prostaglandina E (PGE) e interleucina-1 beta (IL-1 beta) no fluido gengival durante o movimento dentário ortodôntico no homem. Am J Orthod Dentofacial Orthop. 1994;105:369-74.

18. **Lowney J, Norton L, Shafer D, Rossomando E:** As forças ortodônticas aumentam o fator de necrose tumoral no sulco gengival humano. Am J Orthod Dentofacial Orthop. 1995;108:519-24.

19. **Rossi M, Whitcomb S e Lindemann R:** Produção de interleucina-1b e fator de necrose tumoral-a por monócitos humanos cultivados com L-tiroxina e tirocalcitonina: relação com encurtamento radicular grave. Am J Orthod Dentofacial Orthop. 1996;110:399-404.

20. **Uematsu S, Mogi M, Deguchi T**: Interleukin(IL)-1, IL-6, fator de necrose tumoral, fator de crescimento epidérmico e 2-microglobulina estão aumentados no fluido do cancro gengival durante os movimentos dentários ortodônticos em humanos. J Dent Res.1996;75:562-7.

21. **Kehoe MJ, Cohen SM, Zarrinnia K, Cowan A:** O efeito do acetaminofeno, ibuprofeno e mispprostol na síntese de prostaglandina E2 e no grau e taxa de movimento dentário ortodôntico. Angle Orthod.1996;66:339-49.

22. ***Ridker P M, Cushman M, Stampfer M J, Tracy R P, Hennekens C H***: Inflamação, aspirina e o risco de doença cardiovascular em homens aparentemente saudáveis. New England Journal of Medicine.1997 336: 973- 979

23. ***King GJ, Latta L, Ruttenberg AO, Keeling SD***: Substituição do osso alveolar e movimento dentário em ratos machos após a remoção do aparelho ortodôntico. Am J Orthod Dentofacial Orthop. 1997;111:266-75.

24. ***Wilke TA, Gubbels S, Schwartz J, Richman JM***: Expressão dos receptores do fator de crescimento dos fibroblastos (FGFR1, FGFR2, FGFR3) no desenvolvimento da cabeça e da face. Dev Dyn. 1997;210:41-52.

25. ***Opperman LA, Nolen AA, Ogle RC***: TGF-beta 1, TGF-beta 2 e TGF-beta 3 exibem diferentes perfis de expressão durante a formação da sutura craniana e esclerose in vivo e in vitro. J Bone Miner Res.1997;12:301-10

26. *Pajkrt D, Manten A, ven der Poll T.* Modulation of cytokine release and neutrophil function by granulocyte colony-stimulating fator during endotoxemia in man. Blut.1997 90: 1415-1424

27. ***Okada N, Kobayashi M, Mugikura K, Okamatsu Y, Hanazawa S, Kitano S***. A produção de interleucina-6 em fibroblastos de tecido periodontal humano é regulada diferencialmente por citocinas e glucocorticóides. Journal of periodontal research.1997 32: 559-569

28. ***Macy E M, Hayes T E, Tracy R P;*** Variabilidade na medição da proteína C-reactiva em indivíduos saudáveis: implicações para os intervalos de referência e aplicações epidemiológicas. Clinical Chemistry . *1997* ;43 : 52-58

29. ***Sandy J R, Farndale R W, Meikle M C***: Avanços recentes na compreensão da remodelação óssea induzida mecanicamente e sua relevância para a teoria e prática ortodôntica. Am J Orthod Dentofacial Orthop. 1998 ; 103 : 212-222.

30. ***HillPA :*** Remodelação óssea . Br J Orthod .1998 ; 25 :101-107

31. ***Tzannetou S, Efstratiadis S, Nicolay O, Grbic J, et al***: Interleucina-1e e ʙ-glucuronidase no fluido gengival canceroso dos molares durante a expansão rápida do palato. Orthop. 1998 ; 114 : 686-96.

32. ***Sandy JR***: Transdução de sinais. British Journal of Orthodontics 1998;25:269-274

33. **Raisz LG.** Physiology and pathophysiology of bone remodeling. Clin Chem .1999;45:1353-8

34. **Kyrkanides S, O'Banion MK, Subtelny JD:** Nonsteroidal anti-inflammatory drugs in orthodontic tooth movement: metalloproteinase activity and collagen synthesis by endothelial cells. Am J Orthod Dentofacial Orthop. 2000 ; 118:203-9.

35. **Nah H.D**: Suture biology: lessons from the molecular genetics of craniosynostosis syndromes (Biologia da sutura: lições da genética molecular das síndromes de craniossinostose). Clin. Orthod. Res. 3, 2000; 37-45

36. **Alhashimi N, Frithiof L, Brudvik P, Bakhiet M**: Orthodontic tooth movements and de novo synthesis of proinflammatory cytokines. Am J Orthod Dentofacial Orthop. 2001;119 : 307-312

37. **Rody W J, King G J e Gu G**: Recrutamento de osteoclastos para pontos de compressão durante o movimento dentário ortodôntico. Am J Orthod Dentofacial Orthop. 2001 ; 120:477-89.

38. *Noack B, Genco R J, Trevisan M, Grossi S, Zambon J J, De Nardin E.* Periodontal infections contribute to increased systemic C-reactive protein levels. Journal of Periodontology. 2001 72 : 1221-1227

39. **Brezniak N, Wasserstein A**: Reabsorção radicular inflamatória induzida pela ortodontia, parte II: aspectos clínicos. Angle Orthod .2002; 72:180-4.

40. **Sugiyama Y, Yamaguchi M, Kanekawa M, Yoshii M, Nozoe T, et al.** O nível de catepsina B no fluido crevicular gengival durante o movimento dentário ortodôntico humano. Eur J Orthod .2002 ; 25:71-6.

41. **Apajalahti S, Sorsa T, Railavo S, Ingman T**. Os níveis in vivo de metaloproteinases de matriz 1 e 8 no fluido crevicular gengival durante o movimento dentário ortodôntico inicial. J Dent Res .2003;82:1018-22.

42. **Serra E, Perinetti G,Attilio M D, et al:** Lactate dehydrogenase activity in cancerous gingival fluid during orthodontic treatment. Am J Orthod Dentofacial Orthop. 2003;124:206-11.

43. **Ethuin F, Gerard B, Benna JE, Boutten A, Gougereot-Pocidalo MA, Jacob L, et al :** Os neutrófilos humanos produzem interferão-Y após estimulação por interleucina-12. Lab Invest .2004;84:1363-71.

44. ***Lee KJ, Park YC, Yu HS, Choi SH, Yoo Y J:*** Efeitos da força ortodôntica contínua e interrompida na produção de interleucina-1 e prostaglandina E2 no fluido crevicular gengival. Am J Orthod Dentofacial Orthop .2004;125:168-77.

45. ***Ganesan K, Teklehaimanot S, Tran T H, et* al**. Relação entre a proteína C-reactiva e a densidade mineral óssea em mulheres idosas residentes na comunidade. Journal de la Société Médicale Nationale .2005 ; 97 :320- 329

46. ***Iwasaki L R, Crouch L D , Tutor A, et al*** : Movimentação dentária e citocinas no fluido crevicular gengival e no sangue total em indivíduos adultos e em crescimento .Am J Orthod Dentofacial Orthop. 2005;128:483-91.

47. ***Tuncer B B ; Ozmeric N ; Tuncer C ; Teoman I ; Cakilci B ; Yucel A ; et al*** .Levels of Interleukin-8 During Tooth Movement. Angle Orthod. 2005; 75:(4)631-6

48. ***D'Aiuto F, Parkar M, Tonetti M S***. Periodontal therapy: a new model of acute inflammation (Terapia periodontal: um novo modelo de inflamação aguda). Inflammation Research. 2005 ;54 : 412-414

49. ***Basaran G, Ozer* T, Kaya F A, *Hamamci* O**: Interleukins 2, 6 and 8 in the human gingival sulcus during orthodontic treatment. Am J Orthod Dentofacial Orthop. 2006; 130 (7):e1-e6.

50. ***Krishnan* a V, *Davidovitch* Z:** Cellular, molecular and tissue responses to orthodontic forces. Am J Orthod Dentofacial Orthop. 2006 ; 129:469-460 .

51. ***Masella R S, Meister M:*** Conceitos actuais sobre a biologia do movimento dentário ortodôntico. Am J Orthod Dentofacial Orthop .2006;129:458-68.

52. *DeFerranti S D, Rifai N.* C-reactive protein: a non-traditional serum marker of cardiovascular risk. Patologia Cardiovascular 2007; 16: 14-21

53. ***Karacaya C; Saygunb I; Bengic A O; Serdar M:*** Níveis de fator de necrose tumoral a para duas técnicas diferentes de distalização de cães. Angle Orthod. 2007;77(1)456-60.

54. ***Mermuta S ; Bengib A O ; Akinc E ; Kurkcu M ; Karacay S*** ; Efeitos do interferão-gama na remodelação óssea durante o movimento dentário experimental. Angle Orthod .2007 ;77,1,

55. ***Zhang J M; An J***; Cytokines, inflammation and pain (Citocinas, inflamação e dor).

Int Anesthesiol Clin. 2007; 45(2): 27-37.

56. *Davidovitch Z e Krishnan V:* Role of basic biological sciences in clinical orthodontics: A case series .Am J Orthod Dentofacial Orthop. 2009;135:222-31.

57. *Brooks P J; Nilforoushanb D; Manolsonc M F:* Molecular Markers of Early Orthodontic Tooth Movement. Angle Orthod. 2009;79134-40.

58. *Martin B, Hirota K, Cua DJ, Stockinger B, Veldhoen M:* As células ST produtoras de interleucina-17 multiplicam-se seletivamente em resposta a agentes patogénicos e sinais ambientais. Immunity. 2009;31:321-30.

59. *Pink R. Simek J. Vondrakova J. Faber E. Michl P. et al*. A saliva como meio de diagnóstico. Biomed Pap Med Fac Univ Palacky Olomouc Czech Repub. 2009, 153(2):103-110.

60. *Kaya F A, Hamamci N, Basaran G, Dogru M, Yildirim TT*; Níveis de TNF-a, IL-Iʙ e IL-8 no tratamento ortodôntico do movimento de nivelamento precoce do dente. J Int Dent Med Res. 2010; 3: (3).116-121

61. *Teixeira CC1,Khoo E, Tran J, Chartres I, Liu Y.,et al* ..Cytokine Expression and Accelerated Tooth Movement. J Dent Res. 89(10):1135-1141, 2010

62. *J. K. MacLaine, A. B. M. Rabie e R. Wong:* O movimento dentário ortodôntico causa um aumento nos marcadores inflamatórios sistémicos? Eur J Orthod, 2010; 32: 435-440.

63. *Rody W J ; Akhlaghi H ; Akyalcin S ; Wiltshire W A ; et al* :Effets des tratamento ortodôntico na saúde periodontal, avaliado através de biomarcadores no fluido gengival canceroso. 2011;81:1083-1089.

64. *Salla J T, Taddei S R, Queiroz-Junior C M, et al*: O efeito do antagonista do recetor de IL-1 na movimentação dentária ortodôntica em ratos. Archives of Oral Biology. 2012 ; 57(5)519-524

65. *Taddei SR, Andrade I Jr, Queiroz-Junior CM, Garlet TP, Garlet GP, Cunha Fde Q, et al:* Role of CCR2 in orthodontic tooth movement. Am J Orthod Dentofacial Orthop .2012;141:153-60.

66. *Surlina P; Rautenb AM, Silosic I et al*:Níveis de pentraxina-3 no fluido gengival durante movimentos dentários ortodônticos em pacientes jovens e adultos. Angle

Orthod. 2012;82:833-838.

67. Freitas CT, Gomes IS, Naves R C et al: Influência do tratamento periodontal nos níveis de proteína C-reactiva: Uma revisão sistemática e meta-análise. J Appl Oral Sci. 2012;20(1):1-8

68. Baik H S, Kim C K, Lim WH, Chun YS: Expressão de interleucina-1a e fator de necrose tumoral-a na superfície gengival comprimida durante o movimento dentário ortodôntico. Open Journal of Stomatology.2012; 2: 182-187

69. Patil A K , Shetty A S , Setty S, Thakur S: Compreender os avanços na biologia do movimento dentário ortodôntico para uma melhor abordagem interdisciplinar orto-periódica. Jornal da Sociedade Indiana de Periodontologia. 2013;17(3):309-318.

70. Alikhani M, Raptis M, Zoldan B. Et al: Efeito das microoperações na taxa de movimentação dentária. Am J Orthod Dentofacial Orthop.2013;144.

71. Celebi AA, Demirer S, Catalbas B, Arikan S: Efeito da atividade ovariana no movimento dentário ortodôntico e nos níveis de fluido crevicular gengival de interleucina-1b e prostaglandina E2 em gatos. Angle Orthod.2013; 83, 1.

72. Saadi N, Nidhal H, Ghaib : Efeitos do movimento dentário ortodôntico nas concentrações salivares de interleucina-1beta, fator de necrose tumoral-alfa e proteína C-reactiva. J Bagh Coll Dentistry. 2013 ; 25(4):120-125.

73. Dhiman S, Gaur A, Maheshwari S, et al: A relevância das propriedades físico-químicas e de diagnóstico da saliva durante o tratamento ortodôntico. Revista Internacional de Revisões Médicas e Dentárias Contemporâneas: 2014, 011014,

74. Umashankar B: Os efeitos dos medicamentos comumente usados no movimento dentário ortodôntico: uma revisão sistemática. Asian J Pharm Clin Res.2014,7,(1),10-14.

75. Kitaura H, Kimura K, Ishida M, et al: Efeito das citocinas na formação de osteoclastos e na reabsorção óssea durante a carga mecânica da membrana periodontal. Jornal Científico Mundial 2014;2014: 617032

76. Anand Kumar A., Saravanan K., Kohila K., e Sathesh Kumar S: Biomarcadores na movimentação dentária ortodôntica. J Pharm Bioallied Sci. 2015 Ago; 7(Suppl 2): S325-S330.

77. **Leethanakula C; Suamphanb S; Jitpukdeebodintrac S; et al**: A estimulação vibratória aumenta a secreção de interleucina-1 beta durante os movimentos dentários ortodônticos. Angle Orthod. 2016;86:74-80.

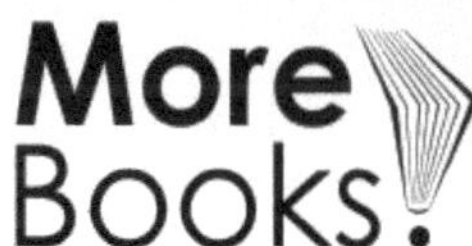

More
Books!

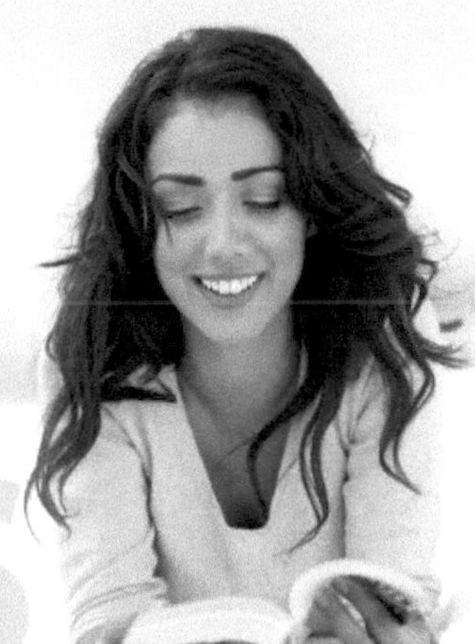

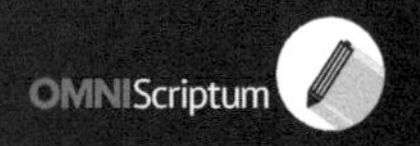

info@omniscriptum.com
www.omniscriptum.com
OMNIScriptum

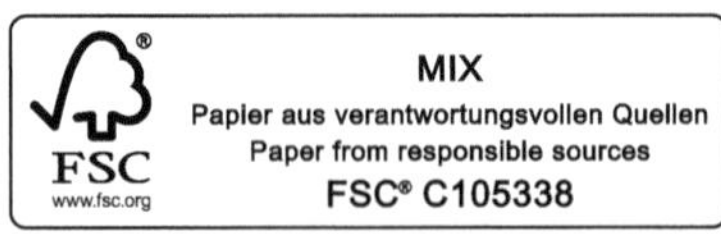

Printed by Books on Demand GmbH, Norderstedt / Germany